ETUDE

SUR

LA LYMPHADÉNIE

SES DIVERSES FORMES

ET

SES RAPPORTS AVEC LES AUTRES DIATHÈSES

PAR

Emile DEMANGE,

Docteur en médecine de la Faculté de Paris,
Ancien interne des hôpitaux de Paris,
Lauréat de l'Ecole de médecine et ancien interne des hôpitaux de Nancy,
Licencié ès-sciences physiques et chimiques,
Médaille de bronze de l'Assistance publique.

Avec une planche en lithographie.

PARIS

LIBRAIRIE J.-B. BAILLIÈRE ET FILS,

19, rue Hautefeuille, près le boulevar Sa t-Germain.

1874

ETUDE

SUR

LA LYMPHADÉNIE

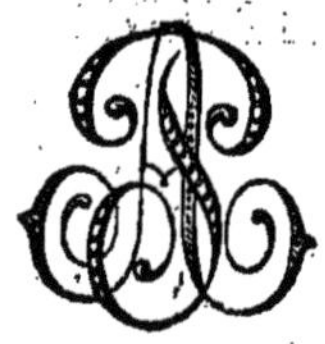

A. Parent, imprimeur de la Faculté de Médecine, rue M^{le} le Prince. 31.

ETUDE

SUR

LA LYMPHADÉNIE

SES DIVERSES FORMES

ET

SES RAPPORTS AVEC LES AUTRES DIATHÈSES

PAR

Emile DEMANGE,

Docteur en médecine de la Faculté de Paris,
Ancien interne des hôpitaux de Paris,
Lauréat de l'Ecole de médecine et ancien interne des hôpitaux de Nancy,
Licencié ès-sciences physiques et chimiques,
Médaille de bronze de l'Assistance publique.

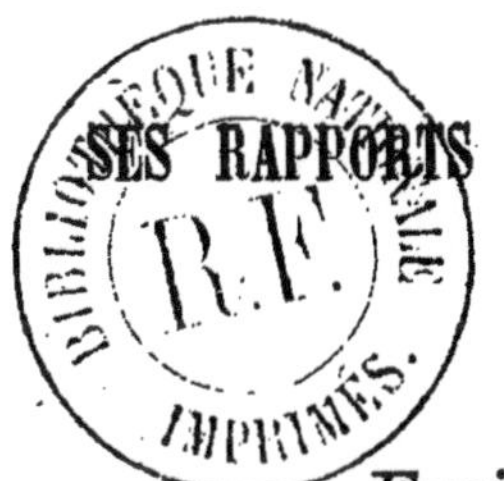

Avec une planche en lithographie.

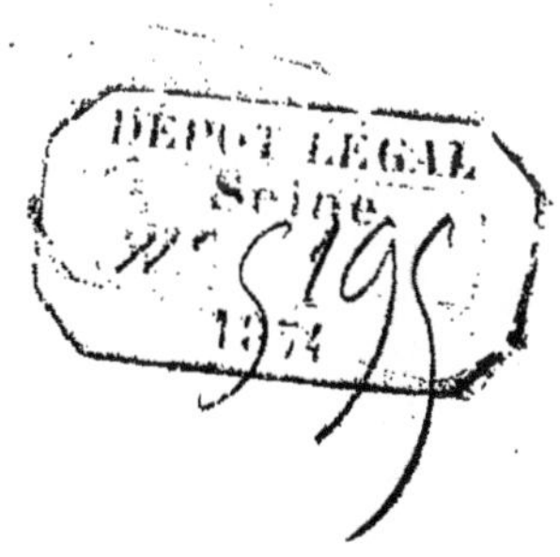

PARIS

LIBRAIRIE J.-B. BAILLIÈRE et FILS,

19, rue Hautefeuille, près le boulevd Saint-Germain.

1874

INTRODUCTION.

Pendant notre internat à l'hôpital Saint-Louis, nous avons eu l'occasion d'observer un cas de mycosis fongoïde ou lymphadénie cutanée ; ce fait a été pour nous l'origine de recherches sur les néoplasies lymphatiques. Leurs formes principales, la leucocythémie, l'adénie, sont connues depuis longtemps ; mais, grâce aux progrès de l'anatomie normale et pathologique, on a rapproché de ces formes types une série d'autres lésions, différentes en apparence ; tels sont les lymphadénomes multiples, certaines ulcérations intestinales, des tumeurs des amygdales, de la peau, et enfin des lésions osseuses ; nous avons pensé qu'on pouvait tenter pour toutes ces lésions ce qu'on a déjà fait pour la leucocythémie et l'adénie ; nous avons cherché à établir leurs liens communs, et à les grouper dans une seule entité morbide sous le nom de *diathèse lymphatique.*

Parmi les nombreuses observations publiées sur ce sujet, nous avons choisi les plus complètes, celles où l'examen histologique ne laissait aucun doute sur la nature des lésions; celles-là seules peuvent servir de base à une discussion ; nous en rapportons un certain nombre comme pièces justificatives à la fin de notre travail.

Nous n'avons donc point l'intention de faire l'histoire complète des formes connues, classiques, telles que la leucocythémie ou l'adénie ; nous montrerons seulement comment, autour d'elles, sont venues se grouper les autres formes moins décrites, dont nous

nous occuperons plus spécialement, et surtout la lymphadénie *intestinale, amygdalique* et *cutanée.*

Dans le premier chapitre, nous étudierons rapidement le tissu lymphathique ou adénoïde normal; le deuxième sera consacré à l'anatomie pathologique des tumeurs lymphatiques; dans le troisième, nous chercherons à établir la symptomatologie générale de la lymphadénie, en insistant sur les formes dont nous avons parlé; dans le quatrième, nous discuterons la nature de la diathèse, et enfin nous terminerons par la comparaison de la diathèse lymphatique avec les maladies qui peuvent s'en rapprocher.

Nous ne pensons pas avoir vaincu toutes les difficultés; chemin faisant, nous soulèverons bien des questions encore insolubles; mais nous aurons amplement atteint notre but, si nous avons pu faire res sortir aux yeux du clinicien les liens communs qui réunissent ces différentes maladies, si diverses en apparence.

Nous remercions cordialement nos collègues et amis Rendu et A. Renault qui nous ont aidé dans nos recherches bibliographiques avec la plus grande obligeance.

ÉTUDE

SUR

LA LYMPHADÉNIE

SES DIVERSES FORMES

Et ses Rapports avec les autres Diathèses.

I.

Le tissu conjonctif réticulé a été décrit par Kölliker sous le nom de tissu conjonctif cytogène (1), et par His sous celui de tissu adénoïde (2). Frey (3), à leur exemple, le classe parmi les tissus de substance conjonctive, entre le tissu muqueux et le tissu réticulé des centres nerveux. Ces différents groupes de tissus ont tous, pour caractère commun, un substratum ou réseau de tissu conjonctif variant très-peu dans sa composition, et circonscrivant des mailles de grandeur variable, dont le contenu diffère essentiellement suivant chaque espèce.

(1) Kölliker. Histologie.
(2) His. Zeitschrifft für wissensch. Zoologie, vol. XI, p. 453.
(3) Frey. Traité d'histologie.

Ainsi, tandis que dans le tissu muqueux les mailles du réseau sont remplies par une substance liquide, qui ne renferme pas d'éléments figurés, mais seulement de la mucine ou un corps analogue, dans le tissu réticulé des centres nerveux, elles contiennent les éléments nerveux, tubes et cellules. Dans le tissu adénoïde ou cytogène, ce sont des éléments en tout semblables à ceux de la lymphe, qui sont renfermés dans les mailles du réseau. C'est donc bien le contenu du réseau qui distingue chacun de ces groupes, plutôt que le réticulum lui-même. Étudions successivement chacun de ces éléments, réticulum et éléments figurés dans le tissu conjonctif réticulé ou adénoïde, qui fait la base de notre travail.

Un mot d'abord sur sa préparation histologique : pour bien l'observer il faut prendre un ganglion lymphatique par exemple, et, après l'avoir fait durcir dans une solution saturée d'acide picrique, on pratique des coupes fines ; celles-ci sont lavées, traitées au pinceau, et ensuite colorées au picro-carminate d'ammoniaque, d'après la méthode de M. Ranvier ; on chasse ainsi les éléments contenus dans les mailles du réseau qui apparaît alors dans toute sa netteté ; ce mode de préparation est également applicable à tous les cas pathologiques. Ceci posé, revenons à la description du tissu.

Le réticulum est un réseau très-élégant, formé de mailles arrondies, polyédriques, dont les dimensions varient entre $0^{mm},011$ et $0^{mm},22$ de diamètre, et communiquent toutes entre elles ; ces mailles résultent des anastomoses nombreuses et successives que reçoivent les cellules qui composent le réticulum ; cel-

les-ci, en effet, sont constituées par une cellule étoilée,
dont le noyau unique mesure de 0,004 à 0,006, et renferme un ou plusieurs nucléoles. Les prolongements
envoyés par la cellule se ramifient une ou plusieurs
fois et s'anastomosent entre eux ; les points d'anastomoses sont appelés des *nœuds* ; ceux qui résultent de
la réunion des prolongements secondaires ne renferment pas de noyaux, ils sont *stériles* ; les autres
constitués par le corps même de la cellule sont *fertiles* ; ceux-ci ne sont bien apparents que dans les tissus nouvellement formés ; à l'âge adulte du tissu, le
corps de la cellule se rétracte, et le nœud n'apparaît
plus que comme un simple renflement ; mais un état
pathologique, l'inflammation, peut lui rendre son
aspect primitif.

A la périphérie de la masse du tissu lymphatique,
le réticulum se transforme en tissu conjonctif ordinaire ; dans l'épaisseur même du tissu réticulé on
trouve des vaisseaux capillaires ; les cellules forment
alors en s'unissant autour d'eux une véritable enveloppe secondaire, une tunique adventice ; souvent les
trabécules du réseau viennent s'implanter sur la paroi
même du vaisseau ; on peut le constater très-facile-
ment sur la préparation de ganglions lymphatiques.

Les mailles du réticulum contiennent chacune des
corpuscules en nombre considérable ; ils sont parfois
tellement serrés qu'on a peine à les enlever avec le
pinceau dans toute la préparation ; à leur aspect granuleux, à leur contour irrégulier, on les reconnaît facilement pour des corpuscules lymphatiques, en tout
semblables aux globules blancs de la lymphe et du
sang ; l'addition à l'état frais d'une goutte d'eau, ou

d'acide acétique fait apparaître un seul noyau ordinairement ; quelquefois plusieurs quand il y a un processus irritatif, aboutissant à la prolifération endogène de ces corpuscules (2). Si le microscope ne parvient pas à déterminer des caratères distinctifs entre ces éléments cellulaires, qui, suivant les opinions et les besoins de la théorie, ont reçu les noms différents de corpuscules de la lymphe, de globules blancs ou leucocytes, et enfin de corpuscules du pus, est-ce à dire pour cela que tous sont identiques, que leur fonction physiologique est la même ? Sur ce point que la physiologie n'a pu encore résoudre, nous nous garderons bien de nous prononcer, et nous imiterons la prudente réserve de l'auteur de la Pathologie cellulaire, « Il ne faut pas, dit-il, confondre une cellule ganglionnaire, une cellule lymphatique et un leucocyte (3) ». mais il n'indique pas pour cela les moyens de les distinguer dans le champ du microscope.

Le tissu conjonctif réticulé entre dans la structure d'un grand nombre d'organes ; on peut dire qu'il forme la base des organes désignés aujourd'hui sous le nom d'hématopoiétiques.

La structure des ganglions lymphatiques, bien connue depuis les travaux de His, Kolliker, Frey, Ranvier, en est la preuve évidente ; ces ganglions, en effet, sont essentiellement composés par des amas (follicules) de tissu lymphatique, disposés dans la couche corticale, et en communication directe par leurs mailles et les espaces lacunaires avec le courant lym-

---

(1) Cornil et Ranvier. Anat. path.
(2) Virchow. Pathologie cellulaire, p. 210, 4e édit. trad. Straus.
(3) Virchow. Loc. cit., p, 203.

phatique afférent et efférent, qui entraîne ainsi les corpuscules lymphatiques développés par prolifération.

Dans la rate, les corpuscules de Malpighi sont de véritables follicules lymphatiques ; au lieu d'être réunis en une couche corticale, ils sont disséminés le long des ramifications artérielles ; au point de bifurcation des fines branches vasulaires, la gaîne externe du vaisseau se transforme en tissu lymphatique, se renfle par places et forme ainsi les corpuscules qui baignent dans la pulpe splénique ; ils sont traversés par un réseau capillaire artériel très-fin, et c'est seulement par l'intermédiaire de la pulpe que leur contenu peut se déverser dans les veines spléniques pour rentrer dans la circulation générale.

Les plaques de Peyer et les follicules clos de l'intestin sont également constituées par du tissu lymphatique, qui à la périphérie des glandes se continue avec une couche extrêmement mince de tissu conjonctif réticulé sous-jacente à la couche épithéliale. Dans la muqueuse gastrique, les récentes recherches de Loven (1) ont démontré l'existence de lacunes lymphatiques extrêmement nombreuses disposées autour des vaisseaux et des glandes.

Les amygdales, les follicules de la base de la langue, le corps thyroïde (2), le thymus, sont encore des glandes vasculaires construites sur le même type ; toutes sont caractérisées par des agglomérations de tissu lymphatique en rapport avec lacirculation sanguine et lymphatique des organes.

(1) Loven. Nordicht Medicinekt Arkiv, t. V, 1873 (Hayem).
(2) Boéchat. Th. de Paris, 1873.

Les gaines lymphatiques des petits vaisseaux de l'encéphale, décrites par Robin et His, sont formées également par un réticulum lymphatique.

Enfin, Neumann (2), Bizzozero, Waldeyer (1) et Jaccoud (3), se fondant sur des cas de lymphadénie osseuse, que nous étudierons plus loin, ont tenté d'attribuer à la moelle rouge des os une fonction hématopoiétique, et de la rapprocher ainsi du tissu lymphatique.

En résumé, c'est donc le tissu réticulé ou adénoïde qui compose la partie essentielle des nombreuses glandes ou ganglions dépendant du système lymphatique.

(1) Neumann. In Arch. der Heilkunde (1870, t. XI, p. 1).
(2) Waldeyer. In Virchow Arch. 1871, t. LII, p. 404.
(3) Jaccoud. Clinique de Lariboisière, p. 27.

II.

Le tissu lymphatique peut, dans de nombreuses
circonstances devenir le siége d'une prolifération dans
l'organisme; il peut augmenter de volume sur place,
c'est-à-dire dans les viscères où il existe normalement;
il peut aussi, par une génération hétérotopique, se
produire dans d'autres organes qui sont tous, il est
vrai, pourvus d'un système lymphatique plus ou moins
riche, mais dans lesquels on ne trouve pas à l'état sain
de tissu réticulé Partout nous le retrouvons identique à lui-même, conservant les caractères fondamentaux : réticulum et corpuscules lymphatiques.

Un mot d'abord sur l'historique de la question.
Hodgkin, dès 1832, signalait la maladie qui a conservé
son nom en Angleterre, et qui chez nous, sous l'ins-
piration de Trousseau, a pris celui d'adénie; Donné,
en 1844, décrivait l'état spécial du sang caractérisé
par l'augmentation des globules blancs; enfin, Virchow et Bennett en 1854 établissaient la relation qui
existe entre la leucocytose et les altérations de la rate
et des ganglions lymphatiques; la leucocythémie était
créée. Peu à peu, les observations se sont multipliées,
et l'histoire clinique de ces affections s'est établie sous
l'autorité de si grands maîtres. L'étude microscopique
des altérations anatomiques avait marché parallèlement; quelques années plus tard, les progrès de l'histologie nous faisaient connaître le tissu lymphatique
normal et permettaient de suivre les altérations dans

les différents organes ; c'est alors que de nombreuses observations publiées soit en Allemagne, soit en France, sont venues démontrer la multiplicité, la généralisation des néoformations lymphatiques: Wunderlich en Allemagne, MM. Béhier et Hérard en France décrivaient les tumeurs lymphatiques de l'intestin, M. Ranvier rattachait à la même lésion anatomique, àune production du tissu lymphatique, les tumeurs cutanées dont l'histoire clinique venait d'être tracée par M. Bazin sous le nom de mycosis fongoïde.

Passer en revue ces différentes lésions, établir leur identité, et les liens qui les rattachent, tel est le but que nous nous proposons dans ce chapitre; les remarquables articles de MM. Potain et Isambert (1) nous ont été d'un grand secours, et nous y ferons de larges emprunts.

Rate. — Son hypertrophie est la lésion caractéristique de la leucocythémie; elle existe 61 fois sur 73 cas, d'après le relevé de M. Isambert; son poids varie entre 1 et 3 kilogrammes; M. Vidal (2) a noté 11 fois sur 32 cas des adhérences du péritoine; la capsule présente souvent. un épaississement et des plaques laiteuses, quelquefois des cicatrices demi-cartilagineuses. Sa couleur est rouge violacée, à reflets opalins, irisés à la surface ; sa coupe est sèche, luisante, de couleur acajou foncé; son tissu est dense et comme carnifié, cassant; les corpuscules de Malpighi se détachent comme des points blancs sur le fond rouge ; à

(1) Isambert. Art. Leucocythémie, Dict. encycl., 1869. — Potain. Art. Lymphomes et Lymphatiques, id., 1870.
(2) Vidal. De la leucocythémie splénique, 1856.

une période plus avancée, ils deviennent plus volumineux, et leur hypertrophie donne à la coupe un aspect marbré ; leur volume peut dépasser celui d'une lentille (1). Ces glomérules hypertrophiés sont composés par un tissu adénoïde, et à la coupe après durcissement dans l'acide chromique (2), on constate un stroma réticulé et des corpuscules lymphatiques. Les capillaires sont dilatés et renferment de nombreux globules blancs ; des ruptures vasculaires peuvent se faire et produire de véritables infarctus de globules blancs.

Une altération tout à fait semblable de la rate a été trouvée dans le tiers des cas d'adénie bien constatés (3) ; les observations d'Hérard (4), de Wunderlich (5), démontrent de la façon la plus nette la formation de ces tumeurs lymphatiques de la rate, sans leucémie ; et enfin l'observation de mycosis fongoïde de Gillot (6) constate une hypertrophie de la rate caractérisée « par un épaississement de ses trabécules et une hypergénèse notable de tissu lymphatique. »

Ganglions lymphatiques. — Ils ont été trouvés tuméfiés 32 fois sur 73 cas de leucocythémie (7) ; dans l'adénie, leur hypertrophie porte plus spécialement tantôt sur les ganglions superficiels, tantôt sur les pro-

(1) Luys. Soc. anat., 1858 et Soc. biol., 1859.
(2) Ollivier et Ranvier. Soc. biol., 1866.
(3) Potain. Loc. cit.
(4) Hérard. Pièces justif., obs. I.
(5) Wunderlich. Arch. der Heilkunde 1866, in Arch. méd. 1857, trad. de P. Spilmann.
(6) Gillot. Th. de Paris, 1868, p. 45 et obs. I.
(7) Isambert. Loc. cit.

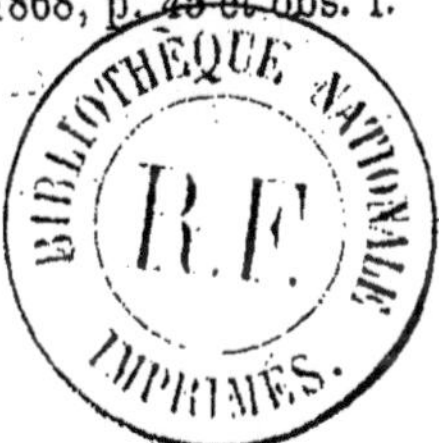

fonds ; elle est plus ou moins généralisée ; dans le mycosis elle a été constatée dans la plupart des observations. Dans tous ces cas, l'altération est absolument la même quant à sa nature ; elle consiste dans une simple hypertrophie du parenchyme glandulaire de ces organes. Les ganglions sont devenus quelquefois très-volumineux ; plusieurs ganglions malades peuvent se réunir et ne plus former qu'une seule masse qui atteint alors un volume considérable ; l'observation de Pastureaux (1) en est un bel exemple. La tumeur est molle, grisâtre ; à la coupe, elle a l'aspect d'un encéphaloïde (2) ; on aperçoit des points ou des îlots rouges, correspondant à des dilatations vasculaires et à des foyers hémorrhagiques ; elle donne un suc laiteux, très-abondant, contenant des corpuscules lymphatiques, des globulins, des globules rouges, du pigment sanguin et des cellules fusiformes avec des noyaux ovalaires provenant de la paroi des vaisseaux. Après durcissement, on constate le stroma réticulé caractéristique ; dans les cas de leucocythémie, les vaisseaux capillaires sont remplis de globules blancs, tandis que dans l'adénie il n'y a que des globules rouges. Le tissu lymphatiqne des follicules qui a pris ainsi un accroissement considérable a refoulé et atrophié le tissu conjonctif de la substance médullaire. Dans le mycosis fongoïde, la lésion des ganglions est identique à celle de l'adénie (3). On trouvera à la fin de notre travail plusieurs observations, qui démontrent la coïncidence des lésions des ganglions

(1) Pastureaux. Progrès méd., 1874.
(2) Cornil et Ranvier. Anat. path., p. 253.
(3) Gillot. Loc. cit., p. 43.

lymphatiques et des autres organes, tels que la rate, le
foie, la muqueuse intestinale, les os, le corps thyroïde, etc. Ces faits sont aujourd'hui assez nombreux,
nous avons choisi les plus concluants.

Muqueuse gastro-intestinale. — Les néoplasies lymphatiques du tube digestif se rencontrent assez rarement; nous avons pu en réunir 9 observations dont
2 inédites, que nous devons à l'obligeance de nos
collègues Rendu et Picot. Dès 1845, Craigie (1) signalait des lésions des glandes intestinales; Schreiber (2),
cité par Virchow (1854), les localisait dans les plaques
de Peyer; vinrent ensuite les observations de Friedreich (3) en 1857, Hérard (4), Wunderlich (5), Béhier (6),
Bœttcher (7), Rendu, Picot (8), Kelsch (9); c'est d'après
ces faits que nous allons en tracer la description.

Ces altérations intestinales ont été rencontrées sur
toute l'étendue de la muqueuse, depuis le cardia jusqu'à la partie inférieure du rectum; elles consistent
dans la néoplasie du tissu adénoïde normal; elles se
présentent sous trois aspects : l'infiltration simple
caractérisée par un épaississement assez notable de
la muqueuse, surtout au niveau des plis de la portion
stomacale, et du bord libre des valvules conniventes
de l'intestin grêle; les villosités sont hypertrophiées;

(1) Craigie. Edimburg med. and surg. Journ., p. 64.
(2) Schreiber. De leukoemia. Th. inaug. Kœnigsberg, 1854.
(3) Friedreich. Virchow Archiv., t. VII, p. 38.
(4) Hérard. Loc. cit.
(5) Wunderlich. Loc. cit.
(6) Béhier. Congrès médical de Norwich, 1868.
(7) Bœttcher. Arc. f. anat. path., bd. XIV.
(8) Pièces justif., obs. V et VI (inédites).
(9) Kelsch. Soc. anat, 1873, p. 558.

dans le duodénum cet épaississement a été trouvé de plusieurs millimètres; mais c'est surtout dans la portion inférieure de l'iléon et au niveau de la valvule de Bauhin qu'il peut atteindre un volume considérable; celle-ci (Wunderlich), peut former un véritable bourrelet qui obture presque complètement la lumière de l'intestin.

Dans une seconde forme, on constate la production de tumeurs dont le volume varie depuis celui d'une lentille à celui d'une tête de fœtus. Elles ont pour origine les follicules clos et agminés de l'intestin, aussi est-ce surtout vers la partie inférieure de l'iléon qu'elles sont fréquentes; tantôt elles font un simple relief à la surface de la muqueuse, tantôt elles font une saillie considérable qui peut rétrécir le calibre de l'intestin; elles ne se pédiculisent pas; leur contour est diffus et se continue avec les portions voisines de la muqueuse infiltrée; mais elles ne naissent pas uniquement des glandes, elles ont souvent pour origine le tissu adenoïde intermédiaire. Plusieurs tumeurs voisines peuvent se réunir et former alors une masse volumineuse, c'est ce qui est arrivé dans les deux cas de Rendu et Picot; l'altération semblait avoir eu son siége primitif dans l'appendice vermiculaire et l'ampoule cœcale; peu à peu l'infiltration avait envahi les couches de l'intestin, le mésentère et il en était résulté une tumeur énorme. Friedreich décrit de petites tumeurs lymphatiques siégeant dans la muqueuse de l'estomac, vers le cardia; « l'une d'elle plus volumineuse, située à 1 pouce du pylore, était saillante, molle, ronde et avait 1 pouce et 1/6 de diamètre» (1); dans le rectum il existait

(1) Friedreich. Loc. cit., in Mém. de la Soc. biol., 1858 (Leudet).

aussi un grand nombre de ces petites tumeurs.

Enfin, la troisième forme consiste dans des ulcérations; celles-ci ont pour point de départ la muqueuse infiltrée et plus souvent les tumeurs elles mêmes. Hérard a trouvé, dans l'estomac de son malade, une vingtaine de tumeurs saillantes, du volume d'une lentille, et dont le centre était ulcéré; les plus grosses avaient des bords proéminents, et sur la plus vaste ulcération existait une large plaque gangréneuse; dans l'intestin grêle elles ont été bien décrites, surtout par M. Kelsch : « Dans la partie muqueuse de l'iléon on trouve une dizaine d'ulcérations de toute étendue, depuis celle d'une pièce de 20 centimes jusqu'à une perte de substance qui, embrassant toute la circonférence de l'intestin et mesurant $0^m,05$ de haut, siége à environ $0^m,30$ en deçà de la terminaison cœcale de l'intestin grêle; dans cette dernière portion de l'intestin, il n'y a pas d'ulcération, mais seulement une infiltration lymphoïde ; ces ulcères s'éloignent par leur aspect de ceux de la fièvre typhoïde; en général, ils ne sont pas, comme ces derniers, elliptiques, confondus avec les plaques de Peyer, dont ils dessinent la forme; leurs contours sont au contraire sinueux et irréguliers; sur un point la perte de substance dessine une bande circulaire de $0^m,05$ à bords saillants; le fond est constitué par les tuniques épaissies, et couvert de petits îlots de tissu lymphoïdes. » Ainsi, tandis qu'en général, dans la fièvre typhoïde, l'ulcération ne dépasse pas les contours des plaques de Peyer, ici elle s'étend au tissu adénoïde intermédiaire; enfin, dans la dothiénentérie, les ulcérations sont d'autant plus anciennes, plus avancées dans leur évolution, qu'elles siégent plus près de la valvule cœcale; dans la lymphadénie, rien de semblable.

C'est surtout des ulcérations tuberculeuses qu'on peut rapprocher les lésions que nous venons de décrire; c'est en effet la même disposition générale de l'ulcère, souvent la même tendance à s'étendre en anneau, les mêmes bords déchiquetés; mais dans le cas de tuberculose on constate toujours la présence de granulations miliaires, soit sous la muqueuse, soit sous la séreuse. Enfin, dans les cas embarrassants l'examen au microscope lève tous les doutes. Dans toutes ces lésions, infiltration, tumeurs ulcérées ou non, on reconnaît facilement, par les procédés que nous avons indiqués, les caractères fondamentaux du tissu lymphatique, le réticulum et les corpuscules lymphatiques.

D'autres lésions, purement accidentelles, ont été constatées dans l'intestin : telles sont des arborisations vasculaires, des ecchymoses sous-muqueuses ou sous péritonéales, parfois une infiltration sanguine entre les diverses tuniques intestinales (Hérard), et enfin des petites tumeurs pouvant atteindre le volume d'un pois, qui paraissaient avoir pour point de départ les glandes en tubes de l'intestin grêle remplis d'un détritus granuleux (1).

Toutes ces altérations de l'intestin ont coïncidé avec d'autres néoplasies lymphatiques de la rate (Hérard, Wunderlich, Friedreich), des ganglions (Hérard, Wunderlich, Rendu, Picot, Kelsch) du péritoine (Rendu), du poumon (Hérard), des os (Kelsch); dans l'observation de M. Béhier, la lésion intestinale

(1) Ollivier et Ranvier. Soc. biol., 1866.

paraît avoir été la seule que l'on ait trouvée chez le malade; dans celle de Bœttcher, il y avait à la fois leucémie et altération du foie et des reins; Gillot et Landouzy ont constaté chacun, dans leur observation de mycosis fongoïde, un gonflement des plaques de Peyer, qu'ils ont rapporté à une néoplasie lymphatique.

Amygdales. — Elles ont été trouvées rarement hypertrophiées, 2 fois seulement sur 41, d'après le relevé de M. Isambert; Wunderlich déclare les avoir vues grosses de 1 pouce de long sur 1[2 d'épaisseur; M. Panas(1) et Moxon(2) ont signalé une augmentation considérable de l'amygdale; dans les deux cas, la tumeur existait du côté gauche; elle avait atteint un volume 6 à 7 fois plus gros qu'à l'ordinaire. Son aspect était cérébriforme; sa consistance molle; se brisant sous la pince qui veut la saisir; l'examen histologique a démontré que, dans le premier cas, il s'agissait d'un lymphadénome. Chez le malade de M. Panas, on observait en même temps des hypertrophies ganglionnaires, cervicales, axillaires, inguinales, lombaires et spléniques avec une augmentation des globules blancs dans le sang. Chez celui de Moxon, il y avait des lymphadénomes de la rate, des ganglions cervicaux, bronchiques et mésentériques et absence de leucémie; mais la structure de la tumeur amygdalique se rapprochait du lymphosarcome; enfin à des lésions semblables s'ajoutaient celles de l'intestin dans le cas de Wunderlich.

(1) Panas. Pièces justif., obs. VI.
(2) Moxon. Arch. de médecine, analyse de Rendu, 1872, p. 239.

Corps thyroïde. — Bœttcher (1) et Lancereaux (2), dans deux cas de leucocythémie, ont constaté une hypertrophie du corps thyroïde ; chez le malade opéré par M. Verneuil (3), Malassez a trouvé des tumeurs lymphadéniques des ganglions cervicaux, du foie et du lobe gauche du corps thyroïde ; remarquons que cette fois encore, il y avait augmentation des globules blancs dans le sang ; Bennett (4), de son côté, rapporte que Holland et Neale, ont démontré que beaucoup de sujets, atteints de goître, ont le sang leucocythémique ; or, on sait combien sont variées et peu connues les lésions anatomiques du goître ; y a-t-il un rapport entre la leucémie et la lymphadénie du corps thyroïde? des observations ultérieures pourront peut-être nous l'apprendre.

Thymus. — M. Isambert l'a trouvé hypertrophié, développé comme si la glande était revenue à l'état fœtal malgré l'âge avancé du sujet, et M. Ranvier a constaté que ce gonflement était dû à une néoplasie lymphatique non douteuse.

Follicules clos de la base de la langue.—MM. Ollivier et Ranvier (5), les ont trouvés de la grosseur d'une graine de maïs, et constitués par une hyperplasie du tissu lymphatique ; chez la malade de M. Verneuil, on trouvait avec une lésion de l'amygdale gauche, une

(1) Bœttcher. Loc. cit.
(2) Lancereaux. Atlas d'Anat. path.
(3) Pièces justif., obs. III.
(4) Bennett. Clinique médicale.
(5) Arch. de Brown. Séquard. 1869.

. ulcération de la muqueuse palatine, superficielle, à bords sinueux taillés à pic et à fond grisâtre (1).

Foie. — Les altérations du foie sont les plus fréquentes, après celles de la rate et des ganglions lymphatiques ; elles s'observent dans plus de la moitié des cas ; l'hypertrophie peut devenir considérable ; on a trouvé des foies pesant 6 à 8 kilogrammes ; le lobe gauche semble avoir été souvent plus développé que le droit. Le tissu paraît à la coupe tantôt sain, tantôt marbré ; quand les capillaires sont gorgés de globules blancs, comme dans les cas de leucocythémie, le tissu est plus mou, se réduit facilement par l'écrasement en une pulpe analogue à la boue splénique. Les altérations caractéristiques sont de deux sortes ; elles ont été bien décrites par Ollivier et Ranvier : les principales sont constituées par de petites tumeurs disséminées dans le parenchyme, et constituées par de véritables lymphadénomes dans lesquels on reconnaît le réticulum et les corpuscules lymphatiques ; Malassez les a parfaitement constatées dans le foie du malade de M. Verneuil. Mais le plus souvent on ne trouve pas de tissu réticulé ; la lésion consiste uniquement en des amas de globules blancs disposés le long des vaisseaux capillaires, qui sont parfois rompus ; il s'est produit de véritables hémorrhagies de globules blancs ; M. Ranvier pense que ces infarctus lymphatiques peuvent être le point de départ de la formation du réticulum et des lymphadénomes ; nous reviendrons sur ce point de pathogénie à propos des tumeurs cutanées du mycosis fongoïde. Tandis que les lym-

(1) Pièces justif., obs. III.

phadénomes du foie ont été trouvés dans les cas de leucocythémie et d'adénie, les infarctus lymphatiques paraissent spéciaux à la leucocythémie.

Reins. — Les reins sont le siége de lésions très-analogues aux précédentes : Friedreich, Bœttcher ont décrit de véritables lymphadénomes, tandis qu'Ollivier et Ranvier ont trouvé des infarctus lymphatiques semblables à ceux du foie. Le volume des reins est augmenté ; les altérations siégent surtout dans la couche corticale.

Ovaires. — La malade d'Hérard portait dans les ovaires des petites tumeurs qui ont été regardées, après l'examen de M. Cornil, comme des néoplasies lymphatiques.

Poumons, Séreuses. — Les lymphadénomes du poumon paraissent excessivement rares ; M. Ranvier (1), discutant l'observation de Bœttcher, la met en doute ; cependant dans celle de M. Hérard, il est dit qu'on trouvait dans le parenchyme folliculiaire, surtout vers son bord inférieur, de petites tumeurs dures, dont la coupe est analogue à celle des ganglions lymphatiques, et que ces produits examinés au microscope ont été trouvés identiques à ceux développés dans la rate, les ganglions, l'estomac. Dans les cas de MM. Rendu et Picot, on constate sur les plèvres, et notamment dans les portions diaphragmatiques, «une foule de petits noyaux de nouvelle formation, dont la structure est identique à celle de la tumeur intesti-

(1) Ranvier. Loc. cit.

nale. » Enfin, M. Troisier considère comme une lymphangite spéciale « adénomateuse, » une inflammation des lymphatiques du poumon constatée dans les observations de Foix et de Féréol (1); dans l'une, la lymphadénie a débuté par les ganglions cervicaux pour se propager au foie, aux vertèbres; dans l'autre la muqueuse de l'estomac a été le point de départ de la généralisation. Dans tous ces cas, les ganglions bronchiques ont été trouvés malades.

Chez le malade de Rendu, « le grand épiploon rouge épaissi, était chargé de glanulations très-vasculaires, disposées le long des vaisseaux, constituant des véritables exsudats opaques; le long des petits vaisseaux, la disposition de l'infiltration rappelait celle de la graisse sur un épiploon adipeux. »

Enfin, Kelsch (2) a décrit une production de tissu adénoïde, s'étendant en forme de membrane à la surface externe et interne de la dure-mère, coïncidant avec des lésions semblables du pariétal.

Veines. — Les veines elles-mêmes ne sont pas respectées; Leudet (3) a trouvé, dans l'épaisseur de la veine cave inférieure, à 1 pouce au-dessous du foie, une tumeur du volume d'un gros haricot, ayant altéré les tuniques moyenne et interne et faisant saillie dans l'intérieur du vaisseau; cette tumeur est molle et présente tous les caractères des ganglions hypertrophiés et de la tumeur leucémique du foie. » Dans le cas de lymphadénome du médiastin rapporté par Pastu-

(1) Troisier. Lymph. pulm. (Th. de Paris, 1874).
(2) Kelsch. Loc. cit.
(3) Leudet. Mém. de la Soc. biol., 1858.

reaux (1), la veine sous-clavière a été non-seulement comprimée, mais envahie par le tissu adénoïde.

Système osseux. — Ranvier (2), le premier, a apporté l'examen histologique d'une tumeur lymphatique du fémur et de l'os iliaque droit, développée chez une jeune fille leucémique; sont ensuite venues les observations de Neumann (3), Waldeyer (4), Ponfick (5). Ces auteurs, cités dans le travail de Kelsch, indiquent seulement une infiltration de la moëlle par des corpuscules lymphatiques; il n'est pas question du réticulum. C'est seulement dans les observations de Castiaux (6), Kelsch (7), et Foix (examen par Cornil) (8), que nous trouvons une description complète de la lésion; nous laissons la parole à M. Kelsch, qui a certainement donné la meilleure description : « Le tissu spongieux était raréfié dans les vertèbres, les pièces du sternum, les côtes, les épiphyses des os longs; la coupe en est marbrée de teintes rouges, grises, ce qui lui donne un aspect bigarré; les vacuoles sont remplies d'un tissu gris rosé; des tranches convenablement minces de tous ces os décalcisées dans l'acide picrique ont permis de constater au microscope, que tous ces espaces médullaires étaient remplis d'un tissu adénoïde constitué par un stroma réti-

(1) Pastureaux. Progrès médical, 1874.
(2) Ranvier. Journal d'anat. physiol. (mars 1867).
(3) Neumann. Arch. der Heilkunde, 1870, t. XI.
(4) Waldeyer. In Virchow's Archiv., 1871, t. LII, p. 404.
(5) Poufirk.   Id.   1872, t. LVI, p. 534.
(6) Castiaux. Pièces justif., obs. II.
(7) Kelsch. Soc. anat., 1873.
(8) Foix. In Troisier, loc. cit.

culé, dans les mailles duquel s'entassent les éléments
de la lymphe; ce tissu s'est donc substitué à celui de
la moelle. » Les altérations des os coïncidaient avec
des lymphadénomes des ganglions bronchiques et
mésentériques de la dure-mère et de l'intestin. Ajou-
tons enfin que dans le cas de mycosis fongoïde du
cuir chevelu et de la face, que nous avons observé
l'an dernier, plusieurs points des pariétaux ont été mis
à nu par l'ulcération des tumeurs, mais malheureuse-
ment l'examen histologique des os du crâne n'a pu
être fait. (Voir la figure I de la planche.)

Peau. — C'est encore à M. Ranvier, que l'on doit
la détermination histologique des tumeurs cutanées
qui caractérisent l'affection décrite par M. Bazin, sous
le nom de mycosis fongoïde; depuis la thèse de Gillot,
3 nouvelles observations (Landouzy) (2), Deboves (3),
et la nôtre), dont les examens histologiques ont été
faits également au laboratoire du Collége de France,
par MM. Malassez et Deboves, sont venues confirmer
la nature lymphadénique de ces tumeurs. « A l'aspect
extérieur (4), dit M. Ranvier, les tumeurs étaient gri-
sâtres, avec des points rouges; les unes vasculaires,
les autres apoplectiques; elles étaient molles et don-
naient par le raclage un suc lactescent; les cellules
ainsi obtenues étaient semblables à celles des ganglions lymphatiques irrités. A la surface des tumeurs
non-ulcérées, les papilles sont élargies; le tissu conjonctif qui les forme a fait place à un tissu composé

(1) Demange. Pièces justif., obs. VIII.
(2) Landouzy. Soc. anat., 1871.
(3) Deboves. Soc. anat., 1872.
(4) Gillot. Loc. cit., p. 41.

en apparence de cellules; mais après durcissement et lavage au pinceau, on reconnaît que ces cellules occupent les mailles d'un réseau fibrillaire semblable à celui des organes lymphatiques. C'est un tissu adénoïde, qui a dissocié sans les détruire les différents éléments physiologiques du derme et du tissu cellulaire sous-cutané; il est parcouru par des vaisseaux capillaires pourvus d'une enveloppe extérieure réticulée, de laquelle partent des fibrilles qui vont se perdre dans le stroma. Ils ne contiennent pas de globules blancs; les mailles sont comblées par des corpuscules lymphatiques. » Enfin, dans les points où ces tumeurs ont disparu sans ulcération, en suivant cette phase singulière de rétrocession qui est l'un des symptômes de la maladie, on n'observe aucune trace de cicatrice. (Voir figure II.)

Comment se développe dans la peau, ce tissu lymphatique; y a-t-il d'abord apparition des corpuscules lymphatiques, et formation consécutive du tissu réticulé; nous répondrons simplement que chez notre malade atteint de mycosis, nous avons enlevé pendant la vie une petite tumeur du cuir chevelu au moment de son apparition et qu'alors nous n'avons pu constater qu'une infiltration de globules blancs entre les divers éléments du derme, que le réticulum manquait absolument, et que c'est seulement deux mois plus tard, après la mort du malade, qu'il a été possible de le mettre en évidence sous le champ du microscope. Lorsque les tumeurs doivent s'ulcérer, il se fait très-vraisemblablement des oblitérations des capillaires, d'où nécrobiose et dégénérescence granulo-graisseuse des éléments; les voies de résorption étant obstruées, l'élimination du pro-

duit se fait au dehors par ulcération et fonte de la
tumeur; chez notre malade cette phase de la maladie
a été accompagnée de phlébites multiples des vaisseaux de la face et du cuir chevelu.

Rappelons enfin que les autres lésions accompa-
gnant les divers cas de mycosis fongoïde étaient
des lymphadénomes de la rate, des ganglions lymphatiques, des plaques de Peyer et des amygdales.

Rétine, orbite. — Outre les hémorrhagies qui se
font dans la rétinite leucémique, on constate la
formation de tumeurs leucémiques, bien étudiées
par Leber (1) et Perrin (2); elles ont été trouvées
formées par des corpuscules lymphoïdes dissociant les
éléments de la rétine, sans y déterminer de dégénérescence graisseuse; on n'a pu y constater de stroma.

Arnold et Becker (3) rapportent un cas d'exophthal-
mie double, produite par le développement d'un
double lymphadénome dans le tissu cellulaire rétro-
oculaire; l'extirpation des deux tumeurs fit cesser
l'exorbitisme et l'examen histologique démontra qu'on
avait eu affaire, non pas comme on l'avait pensé à
une hypertrophie des glandes lacrymales, mais à un
véritable lymphadénome.

Encéphale. — Un seul cas de lymphadénome d'un
hémisphère cérébral a été décrit par Wagner (4); ce
fut une simple surprise d'amphithéâtre, en sorte que

(1) Wecker. Tr. des malad. du fond de l'œil, p. 124.
(2) Perrin. Gaz. des hôp., 1870.
(3) Arch. f. Ophth., t. XVIII, 2e part.
(4) Arch. f. Heilkunde, 1865, p. 44.

l'observation clinique fait complètement défaut; la
tumeur était développée dans la substance blanche;
la structure « démontra son identité avec les tumeurs
adénoïdes. »

Enfin des hémorrhagies cérébrales, parfois très-
considérables, ont été rencontrées coïncidant souvent
dans les cas de leucémie avec une injection des petits
vaisseaux par les globules blancs.

En résumé, dans cette trop longue description nous
avons constaté dans presque toutes les parties de l'organisme la présence d'une lésion anatomique, caractérisée par la production du tissu lymphatique, se re-
produisant partout avec les mêmes caractères, restant
toujours identique à elle-même. Qu'il soit né primiti-
vement dans les corpuscules de Malphigi, les follicules lymphatiques, le tissu réticulé intestinal ou le
derme, le tissu lymphoïde de nouvelle formation en-
vahit peu à peu tous les tissus ; dans le mycosis, parti
de l'épaisseur du derme, il se propage par une marche
centripète aux ganglions, à la muqueuse intestinale ;
s'il est primitif dans la rate, l'intestin ou les ganglions profonds, il s'irradie en tout sens pour former
à la superficie des tumeurs ganglionnaires, et dans la
profondeur des tissus des lésions semblables des os,
des poumons, du foie, des reins, des séreuses des glandes vasculaires sanguines. C'est donc surtout par le
système lymphatique que se fait la dissémination de
la lésion.

Les travaux les plus récents de His, Schweiger-
Seidel, Ranvier, Rouget, nous représentent le système
lymphatique comme ayant ses origines dans le tissu

conjonctif ; les capillaires lymphatiques de Kolliker communiquant directement avec les cellules plasmatiques ont cédé la place aux espaces lacunaires intercellulaires ; les cellules du tissu conjonctif laissent entre elles des interstices dans lesquelles circule le suc plasmatique ; ils communiquent avec les capillaires lymphatiques les plus fins, qui vont constituer par leurs anostomoses le premier réseau superficiel. La lymphe chemine ainsi par les vaisseaux lymphatiques vers la profondeur des tissus, et sur son parcours elle rencontre le tissu adénoïde réticulé disposé en masses nodulaires (follicules, ganglions, rate), ou en nappe plus ou moins étendue (muqueuse intestinale). Les séreuses d'après Recklinghausen, Ludwig, Dybrowsky, Ranvier, communiquent largement avec les lymphatiques par des pores situés entre les cellules épithéliales ; elles ne sont donc que de vastes dilatations disposées sur le trajet des vaisseaux lymphatiques, représentant autour des viscères les espaces lacunaires du tissu conjonctif. Cette vue d'anatomie générale n'est-elle pas confirmée par le mode de propagation des lésions que nous venons de décrire ; applicable à la généralisation du cancer, peut-être du tubercule, elle nous rend compte également de la dissémination des lésions que nous avons étudiées. Comment se fait ce transport au loin, quel est l'agent infectieux, c'est ce que nous rechercherons plus loin en discutant la valeur de la présence en grand nombre des globules blancs dans le sang.

Ces tumeurs désignées indistinctement sous les noms de lymphomes par Virchow, de lymphadénomes par M. Ranvier, peuvent être classées en deux groupes : 1° les *tumeurs hyperplastiques*, ou développées par hyperplasie du tissu lymphatique normal (rate, ganglions, muqueuse intestinale, etc.); 2° les *tumeurs hétéroplastiques* ou ayant pris naissance au dépens du tissu conjonctif interstitiel d'un organe privé de tissu réticulé (foie, reins, séreuses, peau, etc.); cette forme a surtout été désignée par Virchow sous le nom de *noyaux lencémiques*. Enfin, en dehors de ces deux groupes, il faut placer les amas de corpuscules lymphatiques sans réticulum, et les infarctus de globules blancs que nous avons rencontrés dans le foie, les reins, la rétine. Nous éliminons complètement les lésions inflammatoires aiguës du tissu lymphatique, altérations passagères, telles qu'on en trouve dans les maladies infectieuses, dans la fièvre typhoïde, par exemple.

III.

Les symptômes sont tellement variables qu'il est à
peu près impossible de tracer un tableau général de
l'affection ; ce n'est pas en effet une maladie cyclique,
à évolution régulière, se faisant en un temps déterminé, et suivant une marche uniforme ; les aspects du
malade varient suivant la localisation première ; c'est
elle qui fait reconnaître à l'affection générale, lymphadénie de Ranvier, les différentes formes sous lesquelles
elle a été décrite jusqu'ici : forme splénique ou leucocythémie, ganglionnaire ou adénie, cutanée ou
mycosis fongoïde. Nous avons vu que le début peut
avoir lieu en outre par les admygdales, la muqueuse
intestinale, (forme intestinale de M. Béhier) ; mais
néanmoins l'unité morbide persiste, et c'est cette affection générale, dyscrasique, caractérisée par une cachexie spéciale et l'apparition de tumeurs multiples,
identiques dans leur nature, que nous allons essayer
de décrire. Nous seront très-bref sur les formes re-
connues classiques, telles que la leucocythémie et
l'adénie ; nous ne ferons que signaler les points qui
les rapprochent des autres formes plus rares, et peu
connues jusqu'ici ; nous décrirons aussi complètement
que possible les formes intestinale, amygdalique et
cutanée, essayant ainsi de grouper tous ces faits, en
apparence si différents, dans un cadre que pourront
compléter de nouvelles observations.

Demange.   3

Quel que soit le début, on peut lui reconnaître trois périodes ; 1º une période prodromique mal définie en core ; 2º une période caractérisée par l'apparition des tumeurs ; 3º une période terminale ou de cachexie confirmée.

Les prodromes sont très-variables ; souvent c'est au milieu de la plus belle santé en apparence que surviennent les premiers accidents. Un amaigrissement lent et continu, de la dyspepsie avec perte d'appétit et diminution des forces, tels sont les troubles que l'on rencontre au début de la plupart des observations ; parfois il y a suppression des règles, d'autres fois métrorrhagie ; la diarrhée et les sueurs sont plus fréquentes ; elles sont souvent accompagnées de légers accès fébriles irréguliers qui disparaissent bientôt. D'autrefois, avant qu'on puisse en soupçonner la cause, des symptômes de compression accusent déjà le développement des néoplasies profondément cachées ; ainsi l'œdème d'un membre, des douleurs névralgiques, des vomissements, de la dyspnée, de la tympanite intestinale ont apparu longtemps avant qu'on puisse constater, par les moyens ordinaires d'explorations, le développement d'une tumeur qui comprime un vaisseau, un nerf ou rétrécit le calibre de l'intestin.

Après une durée qui ne dépasse guère deux à trois mois, les tumeurs apparaissent, et avec elles des symptômes de compression bien variables suivant leur ordre d'évolution, et les régions envahies.

La *rate* dans plus de la moitié des cas ouvre la scène ; l'abdomen se développe et l'on peut constater la tumeur splénique ; sans insister davantage sur les moyens de la reconnaître, nous ferons remarquer que son hypertrophie n'est pas continue; elle subit parfois des temps d'arrêt, elle diminue même pour grossir plus tard et acquérir définitivement un volume considérable. Des hémorrhagies plus ou moins étendues qui se font dans son intérieur sont souvent la cause de ces variations brusques de volume.

Le développement du foie est moins constant; il peut acquérir aussi un volume énorme; l'ascite n'en est pas, comme on pourrait le supposer, une conséquence obligée; elle ne survient que par les progrès de la cachexie comme les autres hydropisies; l'ictère n'a été constaté que dans cinq cas, il était dû à une cause tout à fait spéciale, tels que calculs, compression de canaux biliaires par des ganglions hypertrophiés.

L'hypertrophie des *ganglions lymphatiques* peut coïncider ou non avec celle de la rate; dans le premier cas, c'est la leucocythémie splénique de Virchow; dans le deuxième, c'est la leucocythémie ganglionnaire ou l'adénie, suivant qu'il y a présence ou absence de leucocytose. Le plus souvent ce sont des ganglions superficiels qui donnent l'éveil; les ganglions cervicaux sont ordinairement pris les premiers; quelquefois un seul acquiert un volume notable; mais toujours on en trouve d'autre dans le voisinage; peu à peu le chapelet se dessine, et on voit la lésion gagner successivement l'aisselle, l'aine, s'accusant souvent davantage d'un seul côté du corps, mais pouvant aussi suivre une marche plus ou moins symétrique et ainsi atteindre tous les ganglions superficiels du corps. C'est sans doute le début si fréquent par la région cervicale, qui a fait penser à Trousseau qu'une irritation locale telle qu'une otite, un coryza ulcéreux, unecarie dentaire, une tumeur lacrymale, peut être la cause occasionnelle de l'explosion de la lésion. Ces tumeurs ganglionnaires atteignent quelquefois un volume considérable, soit par la réunion de plusieurs ganglions, soit par l'hypertrophie d'un seul; elles sont rénitentes, mobiles, ordinairement indolentes, sans changement de coloration de la peau qui les recouvre, rarement elles suppurent, souvent on a signalé une sorte d'alternance entre leur développement et celui de la rate ou des tumeurs du mycosis.

L'hypertrophie des ganglions profonds est bien plus dificile à reconnaître. Dans la variété thoracique elle peut déterminer tout le cortége de l'adénopathie bronchique et des tumeurs du médiastin ; dyspnée, accès de suffocation, aphonie, cornage, dysphagie, œdème des membres supérieurs ; et si, à ces symptômes, ne viennent pas se joindre les tumeurs ganglionnaires superficielles, le diagnostic peut être des plus obscurs. Les masses ganglionnaires abdominales sont aussi très-difficiles à constater, elles donnent également lieu à des symptômes de compression tels que l'œdème d'un ou des deux membres inférieurs, l'ictère par par compression des canaux biliaires et l'ascite par celle de la veine-porte (Leudet).

Les altérations du tissu lymphatique de la *muqueuse gastro-intestinale* n'ont pas donné lieu à des symptômes spéciaux. Les plus constants ont été les vomissements (Hérard), et surtout la diarrhée. Les hémorrhagies intestinales en sont aussi souvent la conséquence, mais elles peuvent se produire en l'absence de ces ulcérations.

Quand le produit pathologique prend la forme d'une tumeur faisant saillie dans le tube intestinal, il survient des accidents particuliers. Le malade de Picot a succombé avec les signes d'une obstruction intestinale ; la tympanite était telle qu'on fut obligé de recourir à une ponction pour donner issue aux gaz. Le malade de Rendu fut regardé, avant sa mort, comme atteint de péritonite tuberculeuse, à marche assez rapide et accompagnée d'un épanchement ascitique , beaucoup plus considérable que l'ascite légère qui accompagne ordinairement la péritonite chronique.

Les *lymphadénômes des amygdales*, en tant que lésion locale, ne déterminent que les symptômes de l'hypertrophie de ces glandes ; le plus souvent la tumeur est unilatérale et a jusqu'ici presque toujours siégé du côté gauche ; son aspect est grisâtre, cérébriforme ; son tissu est ordinairement assez friable ; le volume peut être considérable, et détermine des accès de suffocations et la gêne dans la déglutition ; mais l'envahissement des ganglions cervicaux, axillaires, etc. (Panas, Moxon), lié au progrès de la cachexie, peut seul faire penser à la malignité de l'affection. Combien de temps la lésion peut-elle rester silencieuse, ne se révélant que par une augmentation de volume des amygdales ; les observations nous manquent pour le dire ; le début peut simuler l'hypertrophie simple, l'hypertrophie scrofuleuse ou syphilitique ; aucun symptôme objectif ne permet un diagnostic à ce moment ; c'est donc à l'examen des antécédents du malade et de son sang qu'il faudra avoir recours. Il est bien possible que quelques-unes de ces hypertrophies des amygdales si fréquentes surtout chez les enfants, ne reconnaissent pas d'autre cause; c'est là toute une série de recherches à entreprendre.

Dans la *lymphadénie cutanée,* avant l'apparition des tumeurs du mycosis, il existe fréquemment une phase préparatoire, caractérisée par l'apparition de lésions passagères de la peau. Ainsi on a constaté des taches congestives, rouges, non saillantes, apparaissant tantôt sur les membres inférieurs, tantôt sur le tronc; elles sont petites, disséminées et disparaissent complètement, pendant que d'autres surviennent ailleurs. «Quand ces taches éruptives (1) ont existé pendant quelque temps, ou qu'elles ont été irritées par le grattage, elles se recouvrent de squames fines et revêtent l'aspect d'un pityriasis, ou plutôt d'un eczéma à la période de dessiccation. » Après leur disparition, il reste souvent un épaississement de la peau. Après un temps qui peut varier de plusieurs mois à plusieurs années, surviennent des plaques lichénoïdes, nummulaires, rubanées ou circinées; elles naissent non-seulement sur les points qui ont été le siége des taches congestives, mais encore en d'autres endroits sains jusqu'alors. Ces éruptions préparatoires ne sont pourtant pas constantes. Ainsi, dans l'observation de M. Deboves, il existait déjà une tumeur de la grosseur d'un pois sur le sternum, quand sont survenues des taches hémorrhagiques à la face. Chez notre malade, le début a été marqué par une vaste plaque congestive, qui, prise d'abord pour un érysipèle, a marché rapidement vers l'ulcération; le lichen a fait complètement défaut.

(1) Gillot. Loc. cit.

Au bout d'un temps très-variable apparaissent les tumeurs fongoïdes; c'est la phase pathognomonique de l'affection; ces tumeurs sont saillantes à la surface de la peau, paraissent se développer dans son épaisseur; dures, élastiques, elles sont ordinairement peu vasculaires; à leur surface la peau est lisse, tendue, complètement dépourvue de poils ou de cheveux; d'autres fois, elles sont rouges, violacées, ce qui les a fait comparer, par Alibert, à des tomates mûres; la sensibilité cutanée est peu modifiée; elles s'accroissent rapidement, peuvent acquérir le volume d'une noix, d'une orange et plus encore; le plus souvent elles sont isolées; elles peuvent pourtant être cohérentes sur certains points, d'où l'aspect mamelonné de la masse fongoïde; jamais elles ne se pédiculisent.

Une fois qu'elles ont acquis un certain volume, elles s'arrêtent dans leur développement, puis *les unes diminuent et souvent disparaissent complètement, tandis que les autres, habituellement les plus grosses, se ramollissent et s'ulcèrent.* C'est là le fait capital, caractéristique du mycosis. Dans toutes les observations, on a pu jusqu'ici constater cette rétrocession au moins partielle des tumeurs. Dans la nôtre elle a été manifeste. Si la tumeur doit s'ulcérer, elle se ramollit dans toute sa masse comme une gomme syphilitique; il se fait à la partie supérieure une petite perforation qui laisse suinter un pus sanieux et fétide; l'ouverture s'agrandit, le contenu se vide, et il reste une coque molle, friable, qui tombe bientôt en détritus; l'ulcération a peu de tendance à se cicatriser; dès qu'un point commence à se réparer, un autre se détruit. Enfin, la plupart des observateurs ont signalé une diarrhée

coïncidant avec la rétrocession des tumeurs. L'hypertrophie ganglionnaire n'a manqué qu'une fois ; dans
les autres cas, les tumeurs ganglionnaires ont suivi
sans s'ulcérer une phase rétrograde, analogue à celle
des tumeurs cutanées et parfois alternant avec elle.

Tels sont les symptômes fournis par les différentes
néoplasies lymphatiques ; tous ne se retrouvent pas,
il est vrai, réunis chez le même individu ; aucune forme n'est isolée ; elle est déterminée par la
prédominance d'une variété de tumeurs, mais toujours il existe des lésions simultanées qui sont, pour
ainsi dire, les anneaux de la même chaîne pathologique.

Un symptôme primordial domine tous les autres,
c'est la *cachexie* spéciale qui atteint profondément
l'organisme dès le début de la maladie ; si pendant
quelques mois à peine, on a pu voir exceptionnelle-
ment la santé générale se maintenir à peu près en
équilibre, tôt ou tard elle finit par être ébranlée. La
lésion locale paraît encore peu étendue ; il n'y a pas
d'ulcération, pas de suppuration ; néanmoins le malade maigrit, s'épuise et arrive fatalement à la période
que nous avons désignée sous le nom de cachexie confirmée.

L'amaigrissement fait de rapides progrès : le malade arrive à l'émaciation la plus complète ; les forces
sont perdues ; le teint a pris un aspect spécial ; « ce n'est
ni la couleur jaune-paille du cancéreux, ni la teinte
terreuse des cachexies palustres, ni le teint blanc mat
œdémateux des albuminuriques (1) » ; c'est l'anémie

(1) Isambert. Loc. cit.

la plus complète, caractérisée par la décoloration des muqueuses et des téguments. Elle se traduit quelquefois par un essoufflement facile, et des souffles cardiaques et vasculaires. Mais ces souffles caractéristiques de la chloro-anémie manquent souvent dans les anémies consécutives aux affections organiques, et leur absence même, dans ces cas où la cause première de l'anémie nous échappe, peut quelquefois nous faire soupçonner et découvrir une lésion organique cachée jusqu'alors.

Peu à peu des hydropisies se déclarent : d'abord c'est un léger œdème des paupières ou des malléoles, puis en dehors des œdèmes locaux déterminés par des compressions veineuses, on voit survenir une anasarque légère, accompagnée parfois d'ascite, d'hydrothorax, ou d'hydropéricarde.

L'albuminurie n'a été rencontrée que très-rarement, et encore il y avait coïncidence de maladie de Bright (1). L'urine n'a jamais renfermé de sucre, mais on a noté (2) une augmentation de l'acide urique et des urates, et une diminution des chlorures, des sulfates et des phosphates.

Le sang subit aussi de graves altérations ; mais de nombreuses observations ont démontré (3) qu'elles n'étaient pas primitives ; souvent la lésion du sang n'a été constatée que longtemps après l'apparition des tumeurs. Nous renvoyons aux traités spéciaux pour la description complète des altérations du sang ; nous dirons seulement que l'augmentation du nombre des

---

(1) Vidal. Loc. cit.
(2) Uhle, Hüss, cités par Isambert, loc. cit.
(3) Isambert. Loc. cit.

globules blancs caractérise la forme splénique de
Virchow, tandis que, dans la forme ganglionnaire,
on ne trouve qu'un excès de globulins ; dans l'anémie lymphatique (maladie de Hodgkin, adénie de
Trousseau), il y a diminution du nombre des globules rouges, sans leucémie. Enfin, dans d'autres
cas, on ne trouve aucune lésion du sang ; les observations contradictoires abondent sur ce sujet. Nous
reproduisons à la fin de notre travail celle d'Hérard,
qui est une des plus concluantes. Nous verrons du
reste plus loin ce qu'il faut penser de la lençocy-
tose.

Les troubles digestifs qui, le plus souvent, ont
marqué le début, s'accentuent davantage : la langue
devient sèche, fuligineuse ; les follicules de la base
s'ypertrophient et s'ulcèrent ; les gencives deviennent
fongueuses et saignantes ; la diarrhée est de plus en
plus intense ; le malade est tourmenté par une soif
extrême et des sueurs abondantes ; les vomissements
deviennent continuels ; des éruptions de pemphigus,
d'ecthyma, de furoncles apparaissent sur le tégument
externe.

Des hémorrhagies surviennent par différentes voies ;
le purpura, les épistaxis, les hémorrhagies intestinales sont les plus fréquentes ; l'hématémèse et l'hé-
maturie sont rares. Enfin, des hémorrhagies se faisant dans la rate peuvent en amener la déchirure,
d'où péritonite ; plusieurs cas d'apoplexie cérébrale
ont été rapportés par MM. Ollivier et Troisier ; les
pertes sanguines, qui sont parfois très-abondantes,
hâtent singulièrement la terminaison fatale.

Le système nerveux paraît subir peu d'atteintes ;

l'intelligence persiste ordinairement dans toute son intégrité ; à la fin, on a noté quelquefois du délire qui peut se rapprocher de celui de la méningite (Kelsch). Les troubles visuels déterminés par la rétinite leucémique peuvent aboutir à une cécité complète (1).

Enfin, une fièvre hectique s'allume, et le malade meurt dans le marasme, s'il n'a déjà succombé aux progrès de l'hydropisie ou à une hémorrhagie abondante.

(1) Rendu. Pièces justif.

Nous venons de décrire une maladie caractérisée anatomiquement par des néoplasies lymphatiques, et cliniquement par un ensemble de symptômes locaux ou généraux, dont le terme fatal est la cachexie. Cette dernière conclusion résulte de toutes les observations que nous avons compulsées ; à peine en avons-nous trouvé quelques-unes toujours incomplètes ou insuffisantes, dans lesquelles on semble avoir constaté un temps d'arrêt qui a pu faire croire à une guérison trompeuse. L'évolution plus ou moins rapide de l'affection, la malignité en un mot, dépend de deux causes : d'abord de la nature du produit morbide, qui peut se généraliser par le système lymphatique, à l'instar du cancer, et ensuite du siége même de ces tumeurs ; un ganglion superficiel, une tumeur cutanée, peuvent acquérir un volume considérable, sans déterminer de graves accidents; mais si la lésion se développe dans le médiastin, dans l'amygdale, dans l'intestin, les complications ne se feront pas longtemps attendre. La forme intestinale paraît une des plus rapidement mortelles, à cause de la diarrhée abondante qui ne manque jamais, des hémorrhagies intestinales qui sont souvent la conséquence des ulcérations, de l'obstruction intestinale, ou de la péritonite consécutive. La forme splénique ou ganglionnaire, peut au contraire rester pour ainsi dire longtemps localisée; souvent ces tumeurs du cou existent déjà depuis des mois, des années, quand survient tout d'un coup la généralisation ; la forme amygdalique est grave dès que le volume de la tumeur devient considérable : elle s'accompagne le plus souvent d'hypertrophie des ganglions cervicaux et bronchiques ; il semblerait que la forme cutanée puisse rester plus longtemps bénigne ; mais comme les autres, en un temps qui ne dépasse pas ordinairement quinze à dix-huit mois, elle arrive à la cachexie.

Tels sont les divers aspects sous lesquels se révèle ce processus morbide ; quelle place lui donnerons-nous dans le cadre nosologique ?

« Une *maladie constitutionnelle*, dit M. Bazin (1), est une maladie aiguë ou chronique, pyrétique ou apyrétique, continue ou intermittente, ordinairement à longues périodes, contagieuse ou non contagieuse, caractérisée par *un ensemble de produits morbides et d'affections très-variées*, sévissant indistinctement sur tous les systèmes organiques.

« Une *diathèse* est une maladie aiguë ou chronique, pyrétique ou apyrétique, continue ou intermittente, le plus souvent continue, contagieuse ou non contagieuse, caractérisée par *la formation d'un seul produit morbide*, qui peut avoir son siége indistinctement dans tous les systèmes organiques. »

Telles sont les bases de la classification du savant maître de l'hôpital Saint-Louis. Un exemple en fera encore mieux ressortir toute la valeur : la syphilis, la scrofule sont des maladies constitutionnelles ; la tuberculose, avec toutes ses variétés, est une dia-

(1) Leçons sur la scrofule, p. 7.

thèse. Sans admettre tous les termes de ces défini-
tions, qui ont permis à leur auteur de faire entrer
dans sa classification un nombre trop considérable
d'affections, nous en acceptons le principe comme
établissant cette différence capitale à nos yeux : l'u-
nicité du produit morbide dans la diathèse, sa variété
au contraire dans la maladie constitutionnelle.

M. Raynaud, d'autre part (1), assigne aux diathèses
les caractères suivants : l'unicité des lésions, un ensemble de symptômes communs, la chronicité, la spontanéité, l'hérédité possible, la cachexie. Nous ne ré-
viendrons pas sur le premier terme de cette définition
qui ressort de notre description anatomo-pathologique.

Parmi les symptômes, les uns sont constants, les
autres peuvent manquer. Celui qui avant tous les autres reste toujours le même, c'est l'apparition des
tumeurs lymphatiques; ces tumeurs, qu'elles siégent
dans la rate, dans les ganglions, dans la peau, ont
toutes pour caractère commun, de se développer lentement, de se généraliser quelle que soit leur localisation première, de ne pas aboutir fatalement à l'ulcération ; toutes aussi peuvent offrir ce phénomène
remarquable, de diminuer de volume à certains mo-
ments pour reprendre ensuite leur marche progres-
sive ; enfin, souvent on a remarqué que, sur le même
sujet, tandis que certaines tumeurs rétrocèdent,
d'autres sont en pleine activité d'accroissement, et
réciproquement; il s'établit pour ainsi dire une sorte
de balancement dans leur évolution successive ; ce

(1) Nouveau Dict. de Méd., t. XI, p. 418.

ait qui a été indiqué par M. Bazin comme un des symptômes du mycosis fongoïde ne lui est pas spécial ; on a pu l'observer aussi entre la rate et les ganglions. Dans un cas de lymphadénomes multiples ganglionnaires, Malassez (1) a constaté une augmentation rapide du nombre des globules blancs dans le sang, coïncidant avec un affaissement considérable des glandes hypertrophiées ; d'autrefois, comme nous l'avons signalé dans le mycosis, c'est la diarrhée qui s'établit au moment de la disparition des tumeurs. Les tumeurs de l'intestin diminuent-elles de volume par moment ? il est à peu près impossible de le savoir à cause de la difficulté même de leur exploration.

Cette rétrocession des tumeurs consiste dans une véritable résorption moléculaire ; elle se fait sans ulcération, sans suppuration ; la marche des tumeurs du mycosis le démontre de la façon la plus nette ; quand elles se sont affaissées, quand elles ont même parfois disparu, il ne reste absolument aucune cicatrice, aucune altération de la peau à leur niveau. Il y a donc là une différence complète avec ce qui se passe dans certains cas de sarcomes cutanés, ou de lupus tuberculeux, par exemple : le tubercule du lupus se détruit sur place par ulcération et laisse une cicatrice caractéristique. Le sarcome peut, dans certaines circonstances, simuler à s'y méprendre les tumeurs du mycosis ; l'observation suivante que nous avons recueillie à l'hôpital Saint-Louis en est la preuve.

(1) Soc. anat., 1871, p. 503.

Observation. — *Sarcomes multiples de la peau simulant le myosis fongoïde.* — *Examen histologique.*

D....., 70 ans, estampeur, entre, le 9 janvier 1873, à la salle Saint-Louis, n° 24, service de M. Vidal. Malgré son âge, il est encore très-robuste. En 1825, il a eu un chancre, suivi de plaques muqueuses à la gorge ; il a suivi un traitement mercuriel à cette époque, et depuis n'a plus éprouvé aucun accident qu'on puisse rapporter à la syphilis. Il s'est marié, mais n'a pas eu d'enfants. Il n'a jamais eu d'autre maladie qu'une légère fièvre intermittente contractée en Corse ; pas de rhumatisme.

Depuis quinze mois, léger œdème des malléoles ; il y a six mois, il a été pris de démangaisons prurigineuses sur les mains et les avant-bras. Peu à peu, il lui est apparu sur les membres supérieurs et inférieurs de petites papules rouges, violacées, qui ont été l'origine des taches et des umeurs pour lesquelles il est entré à l'hôpital.

En effet, à son entrée, on constate sur l'avant-bras cinq à six grandes taches rouges, vineuses, de forme très-irrégulière, ordinairement allongées suivant l'axe du bras, longues de 5 à 6 centimètres, larges de 2 à 3 ; elles font une légère saillie à la surface de la peau, et leurs bords tranchent nettement avec la peau saine ; elles ne pâlissent pas par la pression du doigt, et quand on cherche à les saisir en faisant un pli à la peau, on reconnaît qu'elles sont développées dans son épaisseur. Sur l'avant-bras droit, à la face antérieure du poignet, on trouve des petits points noirs, ressemblant tout à fait à des éclats métalliques fichés dans la peau ; ils forment une légère saillie acuminée ; ils ont la forme d'un grain de millet, quelques-uns d'une petite lentille ; quelques autres existent dans la paume de la main ; ils ne disparaissent pas par la pression. En les piquant avec une épingle, on en fait sortir quelques gouttes de sang noir.

Sur les pieds et les jambes, on retrouve des lésions tout à fait semblables, mais ayant acquis un plus gros volume ; à la face plantaire, ce sont de véritables petites tumeurs : elles sont aplaties par la marche, déprimant la peau comme pour s'y former une loge. Développées dans le derme, elles ont soulevé l'épiderme qui est usé et épaissi à leur niveau. Sur la face interne du genou gauche, il existe une large plaque analogue à celles du bras. A la partie postérieure de la cuisse droite, une tumeur a acquis le volume d'une noisette ; elle est pédiculisée. Sur le dos, il en existe une pareille.

Le malade se plaint de démangeaisons, de picotements au gland ;

le prépuce est parfaitement sain, mais, en découvrant la muqueuse du gland, on reconnait qu'elle est épaissie, violacée, couverte de saillies mamelonnées, semblables à celles de la peau, seulement elles ne sont pas protégées par un épiderme épais et saignent facilement.

Ganglions inguinaux hypertrophiés, durs, indolents; rien dans les aisselles ni au cou.

Enfin, sur le cou-de-pied, on trouve des traces de grattage, et, sur les orteils des deux pieds, un développement anormal et assez considérable des papilles du derme, représentant en miniature la lésion du lichen hypertrophique (éléphantiasis).

On constate, en outre, un emphysème pulmonaire assez prononcé et une hypertrophie du cœur.

4 février. Plusieurs tumeurs du volume d'un pois s'affaissent et se décolorent, sans se flétrir.

La plus grosse tumeur, celle de la cuisse, est enlevée en sectionnant avec un fil métallique son pédicule, qui s'est beaucoup allongé. A la coupe, la tumeur est rosée, laisse écouler très-peu de suc sanguinolent, le sang s'étant écoulé par la section. Par le râclage, on trouve des cellules embryonnaires, fusiformes, volumineuses, munies d'un noyau très-brillant et d'un nucléole. Sur une coupe, on reconnait la disposition d'un sarcome fasciculé; les faisceaux des cellules entrecroisés apparaissent très-nettement; dans toute l'étendue de la coupe, on trouve de nombreux vaisseaux sanguins dont les parois sont constituées par des tissus embryonnaires; ils renferment quelques globules rouges, et enfin, en quelques endroits, on constate du pigment sanguin. Les coupes ont été faites d'abord à l'état frais. puis après durcissement dans l'alcool absolu, et soumise à l'examen de M. Ranvier, qui a considéré la tumeur comme un sarcome cutané érectile.

Quelques jours après, le point de la section du pédicule était complètement cicatrisé, et, quinze jours plus tard il était impossible de reconnaitre le point où cette tumeur avait existé.

Dans le mois de mars, de nouvelles tumeurs apparaissent en différents points du corps; les autres continuent à grossir lentement.

En avril, les plaques de l'avant-bras pâlissent peu à peu; elles perdent presque complètement leur coloration, en passant successivement par les teintes de l'ecchymose, et il ne reste à leur place qu'un léger degré d'épaississement de la peau.

15 avril. Une des tumeurs du pied a acquis le volume d'une grosse noisette; elle s'ulcère et saigne. Au bout de quelques jours, elle est flétrie et comme gangrenée. On l'enlève d'un coup de ciseau; la plaie est touchée au perchlorure de fer. Quatre jours

Demange.   4

après, la petite plaie est complètement fermée, et on retrouve à
à peine une légère cicatrice déprimée, qui disparaît bientôt complètement.

En mai, plusieurs tumeurs sont encore ulcérées et enlevées de
la même manière.

En juin, une des plus grosses, développée à la face plantaire,
s'ulcère et s'élimine sans aucune intervention.

Le 25. Le malade a une légère lymphangite de la jambe gauche,
qui disparaît après quelques jours de repos ; seulement, il reste
un épaisissement de la peau à la partie antérieure de la jambe.
Pendant ce temps, les tumeurs semblent s'affaisser un peu sur les
autres points du corps ; plusieurs disparaissent toujours par le
même procédé, soit par ulcération, soit par excision.

Le malade quitte l'hôpital pendant plusieurs mois, puis rentre
le 13 décembre. Même état ; les tumeurs sont toujours les mêmes ;
elles suivent exactement la même évolution. La santé générale
du malade est assez bonne ; il est encore dans les salles ; un nou-
vel examen histologique d'une des tumeurs a été fait, et le résultat
a été identique au premier. Les divers traitements internes qui
ont été employés, et notamment l'iodure de potassium, n'ont eu
aucun résultat (1).

Bien que nous ne puissions pas prédire comment
se terminera cette observation, il est certain que nous
avons eu là des sarcomes cutanés dont la nature a été
démontrée par le microscope ; bien qu'ils soient gé-
néralisés à toute la peau et à la muqueuse du gland,
ils paraissent des plus bénins, jusqu'ici au moins et
apportent peu de troubles dans la santé générale ;
mais, ce que nous avons voulu surtout faire ressortir,
c'est ce procédé d'élimination naturelle des tumeurs,
complètement distinct de la rétrocession par resorp-
tion des tumeurs du mycosis.

L'altération du sang désignée par Virchow sous le
nom de *leucocytose* n'est point un symptôme constant ;

(1) Un moule des diverses parties du malade, et un dessin
de la préparation histologique sont déposés au musée de l'hôpital
Saint-Louis.

s'il a bien certainement une grande valeur, son absence ne peut suffir pour séparer les cas dans lesquels il n'a pas été constaté. Des observations ont
démontré que la leucocytose pourrait apparaître seulement longtemps après la formation des tumeurs
spléniques ou ganglionnaires ; et, qu'enfin, elle peut
faire défaut dans toutes les formes, que la rate soit
atteinte ou non ; nous avons déjà indiqué le rôle qu'on
lui fait jouer pour distinguer la leucocytéhéhmie splénique ou ganglionnaire de l'adénie. Comment devons-
nous donc considérer ce symptôme? C'est, pensons-
nous, le moment de retracer les théories diverses
émises sur sa pathogénie.

Craigie et Bennett qui en ont les premiers révélé
l'existence pensaient qu'il était dû à du pus accu-
mulé dans le sang ; pour l'un, c'est la rate qui le forme
et le déverse dans la circulation à mesure qu'il se
produit ; pour l'autre, il naît dans la masse même du
sang (1).

Donné reconnaît l'altération du sang comme due à
une augmentation du nombre des globules blancs
normaux ; ceux-ci ne se transforment plus en globules rouges, par suite d'une modification dans la
crase sanguine.

Enfin, Virchow établit une relation entre les lésions de la rate, des ganglions, des glandes vasculaires sanguines en général, et la leucocytose ; celle-ci
est due à une action exagérée des glandes hémoto-
poiétiques, et les globules blancs produits en excès ont
perdu la faculté de se transformer en globules rouges.

(1) Isambert, loc. cit., p. 345.

Cette théorie est évidemment bien séduisante par sa simplicité ; mais, il reste à démontrer un fait que personne n'a pu constater directement ; c'est la transformation des globules blancs en globules rouges ; il y a encore une grande différence entre le globule rouge parfait, prêt à fonctionner, et le leucocyte imprégné de matière colorante constaté par M. Rouget dans les têtards de grenouille et les embryons de lapin. La formation des globules blancs dans les glandes vasculaires est encore sujette à contestations. M. Robin a parfaitement indiqué qu'on trouvait des leucocytes dans les vaisseaux lymphatiques avant qu'ils eussent traversé aucun ganglion (1) ; d'ailleurs, on trouve des globules blancs chez l'embryon, à un moment où il n'existe encore aucun vestige de vaisseaux ou de ganglions lymphatiques (2). Si la leucocytose dépendait uniquement des lésions des glandes, ne devrait-elle pas être constante ? Si on pouvait l'expliquer par un simple transport des globules blancs produits en excès dans le tissu lymphatique hyperplasié, nous ne devrions la retrouver que dans les cas de néoplasies lymphatiques ; or, il est notoire aujourd'ui, et c'est Virchow lui-même qui a été un des premiers à le reconnaître, que la leucocytose se rencontre dans bien d'autres circonstances au moins comme phénomène passager, et sans qu'il y ait néoformation lymphatique ; ainsi, on l'a observée dans la cachexie palustre, dans le cours des maladies aiguës, telles que la diphthérie, le choléra, la dysentérie, etc. ; elle est

(1) Robin. Art. Leucocytes, Dict. encycl.
(2) Longet. Phys., t. I, p. 719.

physiologique pendant la digestion. Pourquoi se
produit-elle plutôt quand la rate est hypertrophiée ;
est-ce parce que celle-ci déverse directement son contenu
dans la veine splénique et dans la circulation générale, tandis que, dans les autres formes, les globules
blancs sont arrêtés dans leurs parcours, par les ganglions plus profonds, formant ainsi une barrière in-
franchissable aux leucocytes comme aux molécules
du tatouage ? Mais, les anastomoses du système lymphatique sont tellement nombreuses que, le canal
thoracique lui-même, fût-il obstrué en un point de son
parcours, les globules blancs ne s'en déverseraient
pas moins dans le sang par des voies détournées.

On a cherché à expliquer la généralisation du cancer par le transport d'éléments au moyen du système
lymphatique ; le globule blanc produirait-il ici un
effet semblable ; serait-il l'agent infectieux ? Mais,
la généralisation se fait en l'absence de leucocytose,
et dans les formes où elle manque constamment,
le mycosis fongoïde, par exemple, et l'adénie, la
dissémination des lésions n'est ni moins fréquente,
ni moins grave.

La leucémie est donc effet et non cause, et, aujourd'hui, elle doit être regardée comme un symptôme
tout à fait secondaire ; elle ne crée pas plus l'unité
morbide que l'albuminurie ou la glycosurie. Elle peut
cependant nous expliquer quelques symptômes, ainsi
que MM. Ollivier et Ranvier ont tenté de le faire ; l'accumulation des globules blancs dans les capillaires du
cerveau déterminerait la céphalalgie, les bourdonnements d'oreille, etc. ; les hémorrhagies seraient la conséquence de l'exès de tension, d'où hémorragies céré-

brales, infarctus du foie, des reins; l'obstruction des capillaire déterminerait dans le foie l'ascite, dans le poumon la dyspnée, indépendamment des tumeurs lymphatiques souvent constatées dans ces viscères.

Un autre caractère des diathèses est la *chronicité :* la durée moyenne de la maladie est de quinze à dix-huit mois; le minimum a été de trois mois, le maximum de neuf ans (1).

L'étiologie ne nous apprend rien sur la cause première de la diathèse ; elle n'indique que la cause occasionnelle de son explosion; à ce titre on a signalé une maladie grave antérieure, la fièvre typhoïde, la dysentérie, l'allaitement prolongé, la scrofule, la syphilis, l'infection paludéenne; des malades de tout âge peuvent être atteints; les conditions de profession, de tempérament, de sexe paraissent sans influence; les observations manquent à propos de l'hérédité; nous sommes donc obligé d'en revenir à la *spontanéité* de la diathèse.

Enfin, dans toutes les observations, la cachexie finale présente les mêmes caractères : tendance aux hydropisies, aux hémorrhagies par toutes les voies, et persistance de troubles digestifs, notamment de diarrhée qui contribuent beaucoup à affaiblir le malade.

Nous admettons donc l'existence d'une diathèse spéciale; M. Jaccoud a réuni la leucocythémie de Virchow et l'adénie sous le nom de *diathèse lymphogène;* M. Ranvier y a joint le mycosis fongoïde, et lui a donné la dénomination de *lymphadénie* avec

(1) Jaccoud. Loc. cit.

ses trois formes ; *splénique, ganglionnaire* et *cutanée* ; si c'est la localisation première de la lésion qui doit déterminer les différentes formes, nous ajouterons la *lymphadénie intestinale* signalée par M. Béhier et enfin la *lymphadénie des amygdales* dont nous avons donné quelques exemples. Nous les réunirons toutes sous le nom plus général de DIATHÈSE LYMPHATIQUE.

V

Il nous reste maintenant à étudier les rapports de la diathèse lymphatique avec la scrofule, la cachexie paludéenne, la tuberculose et le cancer.

« La *scrofule* (1) est une maladie constitutionnelle, non contagieuse, le plus souvent héréditaire, d'une durée ordinairement fort longue, se traduisant par un ensemble d'affections variables de siége et de modalité pathogénique, qui ont cependant pour caractères communs, la fixité, la tendance hypertrophique et ulcéreuse, et pour siège ordinaire les systèmes tégumentaire, lymphatique et osseux. »

Les hypertrophies ganglionnaires sont réellement les seuls symptômes qui puissent servir de point de contact entre les deux maladies ; les manifestations cutanées de la scrofule sont absolument différentes des lésions cutanées de la diathèse lymphatique ; nous avons suffisamment insisté sur le caractère spécial des tumeurs du mycosis pour n'y pas revenir ; rien ne rappelle les scrofulides ulcéreuses, si différentes par leurs formes serpigineuses, leurs bords décollés et fongueux, leurs cicatrices rayonnées et déprimées au centre. Les éruptions prémonitoires du mycosis s'en écartent tout autant ; elles sont sèches, érythémateuses ou lichénoïdes ; celles de la première période de la scrofule sont le plus souvent humides ;

(1) Bazin. Loc. cit.

l'eczéma et l'impétigo en sont les types ; en même temps que la peau, elles occupent le plus souvent les muqueuses, en continuité directe avec le derme, d'où les conjonctivites, les coryzas, les otites et les angines scrofuleuses. Le scrofuleux subit pour ainsi dire l'influence de son état général dans toutes les phases pathologiques de son existence ; de là cette tendance aux catarrhes interminables, ces réactions peu franches dans les maladies inflammatoires ; quant aux lésions des os, aucune analogie entre les lésions de la tumeur blanche et celles de la lymphadénie osseuse.

Mais revenons aux ganglions hypertrophiés ; ceux-ci sont assurément l'apanage le plus habituel du scrofuleux ; souvent primitive dans la diathèse lymphatique, cette lésion n'est que secondaire dans la scrofule ; toujours elle a été précédée d'une lésion du derme ou des muqueuses ; jamais elle n'atteint cette généralisation qui fait le cachet de l'adénie. Le ganglion scrofuleux a une tendance souvent invincible à la suppuration ; nous avons vu combien celle-ci était rare dans la lymphadénie. Enfin l'anatomie pathologique, qui est le dernier criterium, nous montre des lésions absolument différentes ; ici nous retrouvons les dégénérescences cireuse, caséeuse et calcaire suivant l'ancienneté de la lésion ; lorsqu'on traite des coupes par le pinceau, il est absolument impossible de dégager le réticulum lymphatique au milieu des points caséeux ou calcaires ; il est détruit et confondu avec tous les éléments qui ont subi la métamorphose granulo-graisseuse (1). Enfin, dans les

(1) Ranvier. Anat. path., p. 592.

viscères les altérations liées à la scrofule consistent le plus souvent en dégénérescence amyloïde ou graisseuse du foie, des reins, en produits caséeux dans les poumons.

La *cachexie paludéenne* survient le plus souvent à la suite d'accès de fièvre intermittente bien caractérisés ; mais parfois « elle peut apparaître (1) chez des individus qui n'ont jamais eu d'accès, elle est produite directement par l'infection miasmiatique. » Elle est essentiellement caractérisée par l'anémie, par une coloration bistrée des téguments, et enfin par la tumeur splénique ; jamais on ne voit de tumeurs ganglionnaires et la diarrhée chronique quand elle survient ne détermine dans l'intestin que les lésions de l'entérite folliculeuse ; souvent l'hypertrophie du foie marche parallèlement à celle de la rate ; mais jamais on ne trouve de produits leucémiques dans ces deux organes ; dans la rate il y a une hyperplasie du tissu conjonctif, une congestion intense de tout l'appareil vasculaire, et enfin une accumulation de pigment « dans les cordons intervasculaires de la pulpe, c'est-à-dire dans les régions où le sang circule avec le plus de lenteur (3). » Dans le foie, on trouve une hyperplasie diffuse du tissu conjonctif interstitiel avec une accumulation de pigment, état désigné par Frerichs sous le nom de foie mélanémique. Enfin la leucocytose est rare dans la cachexie paludéenne ; elle s'observe pourtant quelquefois ainsi que nous avons pu le constater chez un enfant amené à la consultation de

(1) Jaccoud. Path. int.
(2) Rinfleisch. Histologie path., trad. de F. Gross, p. 200,

notre maître le Dr Labric, et qui avait une rate volumineuse à la suite de fièvre paludéenne.

La diathèse lymphatique peut, sous certaius rapports, se rapprocher de la *tuberculose*. D'abord, au point de vue anatomique, certains auteurs considèrent la granulation tuberculeuse comme un produit lymphoïde. Fœrster, en effet, la classe parmi les tumeurs à cellules lymphatiques , à cause de l'analogie des cellules de la granulation et de celles des ganglions lymphatiques ; Virchow, qui partage cette opinion, ne donne pas de meilleures raisons (1) ; Rindfleisch (2) décrit dans le tubercule, un réseau, qui est pour lui l'analogue du stroma réticulé du tissu lymphatique ; mais l'existence de ce réticulum paraît très-contestée. « On ne peut voir (3) quelque chose qui ressemble au réticulum des ganglions lymphatiques que lorsqu'on a fait une coupe très-mince sur un tubercule durci par l'alcool ou l'acide chromique. En chassant les éléments avec le pinceau, on parvient à voir sur le bord éraillé des préparations, un mince réticulum constitué par la substance fondamentale durcie artificiellement ; mais il est impossible de le retrouver sur les pièces fraîches, et de plus on ne rencontre jamais de nœuds ou de corpuscules étoilés au point d'entrecroisement des fibrilles, comme cela devrait avoir lieu dans ces cas surtout, où l'on a affaire à un tissu en plein développement. » Nous avons pu constater nous-mêmes, après M. Ranvier, que, sur des coupes de ganglions tuberculeux, il est impossible de

(1) Virchow. Path. cellul., 4e édit. trad. Straus, 1874, p. 556.
(2) Rinfleisch. Loc. cit., p. 130.
(3) Cornil et Ranvier. Anat. path., p. 207.

dégager le stroma au niveau de chaque granulation ; celle-ci, en effet, l'a transformé sur place, et il reste sur la préparation une tache granuleuse constituée par les cellules dégénérées, ou une perte de substance si la partie centrale du tubercule a déjà subi la métamorphose caséeuse. La dégénérescence caséeuse et calcaire, qui est la fin commune du tubercule des ganglions, ne s'observe pas dans les lymphadénomes; ici, les vaisseaux persistent; là, ils disparaissent très rapidement par atrophie. Enfin, jamais autour des lymphadénomes vrais, développés dans les viscères, il ne se produit de lésions inflammatoires, destructives, phthisiogènes, semblables à celles de la tuberculose. Voilà, pensons-nous, des preuves suffisantes pour séparer nettement la tuberculose de la lymphadénie.

Cependant ces diverses formes de tuberculose peuvent, dès le début, et pendant longtemps, revêtir, pour ainsi dire, la forme ganglionnaire; des tumeurs multiples se développent dans les ganglions lymphatiques superficiels, simulent pour un certain temps l'adénie, ou les lymphadénomes multiples, jusqu'à ce que des accidents nouveaux, tels qu'une tuberculose pulmonaire, ou méningée viennent en révéler la véritable nature; on conçoit combien, dans ce cas, le diagnostic peut être difficile au commencement. L'observation suivante que nous avons recueillie dans le service de M. Vidal, en est la preuve.

OBSERVATION. — **Tuberculose chronique des ganglions lymphatiques superficiels du cou simulant l'adénie. —** Tuberculose
miliaire aiguë généralisée.

L..., âgée de 15 ans, entre à l'hôpital Saint-Louis, le 25 mars
1873, au nᵉ 21, de la salle Saint-Thomas. Cette enfant, chétive
d'apparence, n'a jamais eu d'accidents scrofuleux dans son enfance; ni gourmes, ni maux d'yeux, ni écoulement d'oreilles;
elle a été élevée dans un couvent, jamais elle n'a fait de maladie
sérieuse; son père, sa mère, ses frères et sœurs sont tous bien
portants, il n'y a pas d'antécédent scrofuleux ou tuberculeux dans
la famille.

Cette enfant raconte que, il y a trois ans, il lui est venu au cou
du côté droit, une petite grosseur, non douloureuse, se déplaçant
sous la peau, elle a augmenté peu à peu de volume, et autour
d'elle, il s'en est successivement développé de semblables.

A son entrée, on constate dans le triangle sus-claviculaire
droit une masse ganglionnaire volumineuse qui en occupe toute
l'étendue; eelle est composée surtout de trois ganglions de la
grosseur d'une noix et d'une foule d'autres de grandeur variable;
on sent la masse ganglionnaire s'engager sous la clavicule, sous
forme de cordons noueux, et dans l'aisselle existent plusieurs
ganglions hypertrophiés.

Dans le triangle sus-claviculaire gauche, on trouve un chapelet
ganglionnaire très-manifeste, mais les ganglions sont biens isolés,
et le plus gros a le volume d'une noisette, Toutes les autres
régions du corps sont respectées.

Le ventre est gros, ballonné, on n'y sent pas de tumeurs; la
rate et le foie ont leurs dimensions normales. L'appétit est assez
bon; quelquefois un peu de diarrhée. La petite malade n'est pas
encore réglée.

Elle tousse de temps en temps, surtout pendant la nuit, et a
des accès d'étouffement qui disparaissent rapidement; la respiration est très-régulière; la sonorité est tout à fait normale; le
murmure vésiculaire parfaitement net dans toute l'étendue du
poumons; au niveau de l'espace inter-scapulaire surtout à droite,
bruit de souffle assez dur. Les veines superficielles du thorax
sont extrèmement développées, surtout dans le côté droit; pas
d'œdème de la paroi ou des membres. Cœur normal. De temps en
temps céphalalgie du côté droit.

Le sang examiné au microscope par la méthode Malassez renferme 1 globule blanc pour 220 rouges.

Pendant le mois d'avril, quelques alternatives de diarrhée; les
masses ganglionnaires restent à peu près stationnaires malgré la

médication. (Extrait de ciguë à l'intérieur, et emplâtre de Vigo sur les tumeurs).

Dans les premiers jours de mai, les tumeurs ont augmenté de volume d'une façon notable, surtout au côté droit du cou ; il n'en est pas apparu de nouvelles en d'autres points.

Le 6, l'enfant raconte que tout d'un coup elle est prise de four-millements, dans le bras, la jambe droite, et la moitié droite de la figure ; à ce moment elle ne peut exécuter avec le bras ou la jambe aucun mouvement ; puis la mobilité reparaît, mais les fourmillements persistent ; ils existent par moment dans la moitié droite de la langue.

Ces sortes d'accès se répètent à plusieurs reprises les jours suivants ; et nous pouvons constater qu'à ce moment la force musculaire est complètement anéantie surtout dans le membre inférieur, la sensibilité est intacte, pas d'œdème, pas de douleurs le long des nerfs du plexus-brachial. Rien au cœur ; le souffle inter-scapulaire est plus rude.

Le 20, les accès de paralysie deviennent de plus en plus fré-quents ; il s'y joint des convulsions qui restent d'abord localisées au côté droit.

L'enfant tousse depuis quelques jours ; elle a de véritables quintes rappelant celles de la coqueluche, moins la reprise ; râles muqueux et disséminés ; le souffle inter-scapulaire persiste. Amaigrissement, pâleur extrême, céphalalgie frontale persistante.

Le 15 juin, contracture permanente du biceps huméral droit, douleurs vives et lancinantes dans le bras et la jambe droite, la paralysie est presque complète dans ces deux membres, les doigts de la main droite sont contracturés, la main est en griffe ; il n'y a pas de contracture à la jambe. Somnolence, vomissements, diarrhée, pouls régulier (100).

1·o juillet. Pupilles inégales et immobiles, cris hydrencéphali-ques, convulsions toujours plus fortes à droite.

Le 3. Mort dans un derniers accès de convulsions généralisées.

Autopsie. — Les deux poumons sont farcis de granulations tu-berculeuses, noyau caséeux au sommet gauche.

Les ganglions bronchiques sont indemnes, les grosses bronches et la trachée sont englobées dans ces masses ganglionnaires qui remontent jusqu'au cou, en enveloppant l'œsophage, les gros vaisseaux du cou ; les nerfs pneumo-gastriques sont comprimés, comme aplatis dans leurs portions thoraciques ; ils sont complète-ment entourés par les masses ganglionnaires.

Cœur normal, foie gras, rate normale, reins normaux.

Intestins. — Dans la partie inférieure de l'intestin grêle, ulcé-ration tuberculeuse.

Encéphale. — Œdème des méninges, quelques exsudations purulentes surtout à la base; granulations tuberculeuses peu nombreuses à la base ; quelques adhérences de la pie-mère aux circonvolutions; en déplissant les circonvolution, on trouve dans le fond de la scissure de Rolando du côté gauche une masse purulente entourée par des adhérences de la pie-mère qui en ce point, présente de nombreuses granulations.

Le corps calleux et les parois des ventricules latéraux sont ramollis, diffluents. Sérosité ventriculaire abondante et limpide.

Ganglions. — Examinés dans les différentes régions, tous présentaient le même aspect, ils sont durs, quelques-uns ramollis, caséeux; dans ceux dont l'altération est au début, on peut reconnaître les dépôts de granulations; des coupes de ces ganglions durcis dans l'acide picrique, ont, au microscope, confirmé la nature tuberculeuse des lésions.

La distinction sera-t-elle plus facile avec la *diathèse cancéreuse?* Virchow, Billroth (1) ont décrit sous le nom de *lymphosarcomes*, des tumeurs qui par leurs caractères anatomiques, se rapprochent à la fois du lymphadénome et du sarcome; Rindfleisch les désigne sous le nom de *sarcome globo-cellulaire lymphadénoïde;* elles sont formées par un réticulum complètement semblable à celui que nous avons décrit dans les lymphadénomes; les mailles renferment non pas des corpuscules lymphatiques, mais des cellules globuleuses contenant des noyaux volumineux, ovalaires, réfractant faiblement la lumière et munis d'une nucléole punctiforme. » M. Ranvier (3) en a reconnu deux variétés, l'une à grosses cellules, l'autre à gros réticulum. Elles prennent naissance dans le tissu conjonctif sous-cutané de la main (4) de l'avant-

(1) Pathol. chirurg.
(2) Loc. cit., p. 137.
(3) Soc. chirug., mai 1872.
(4) Trélat. Pièces justif., obs. IX.

bras (1) et plus particulièrement dans les ganglions
du cou; elles se généralisent rapidement par les vaisseaux lymphatiques; leur marche est celle des tumeurs malignes, elles grossissent rapidement et s'ulcèrent souvent; M. Heurtaux a pu contaster sur
certaines d'entre elles une phase de rétrocession analogue à celle des tumeurs du mycosis. Elles sont distinctes (2) des sarcomes vrais développés secondaire-
ment dans les ganglions lymphatiques par suite
d'infection provenant de sarcomes primitifs. Ces
tumeurs forment donc pour ainsi dire le trait d'union
anatomo-pathologique et clinique entre les lymphadénomes purs et les sarcomes; ceux-ci en effet, sont
des tumeurs « constituées par du tissu embryon-
naire pur ou subissant une des premières modifica-
tions pour devenir un tissu adulte. (3) » Un degré d'or-
ganisation de plus, et nous trouvons le « stroma
fibreux du carcinome, limitant des alvéoles remplis
de cellules libres les unes par rapport aux autres dans
un liquide plus ou moins abondant. »

Quelles que soient les formes anatomiques de ces
tumeurs, le clinicien les réunit toutes dans la vaste
classe des cancers; toutes arrivent en un temps plus
ou moins long à se généraliser par la même voie, par
le système lymphatique le plus souvent, quelquefois,
comme le cancer encéphaloïde, par les vaisseaux sanguins; toutes aboutissent à la cachexie cancéreuse.

Celle-ci diffère bien peu de la cachexie consécutive
aux lymphadénomes multiples; dans chacune nous

(1) Heurtaux. Id., obs. X.
(2) Billroth. Loc. cit., p. 113.
(3) Ranvier. Lec. cit., p. 113.

trouvons l'amaigrissement, la perte des forces, la
diarrhée, les hydropisies cachectiques, les thromboses
vasculaires ; la leucémie ne se rencontre jamais dans
le cancer ; la seule liaison du sang appréciable est,
d'après les récentes recherches de Malassez, la diminution des globules rouges dans une proportion considérable. La teinte jaune-paille manque dans la diathèse lymphatique ; elle fait rarement défaut dans la
diathèse cancéreuse. Dans l'une, les hémorrhagies se
font par toutes les muqueuses, alors même qu'elles sont
restées saines ; dans l'autre, elles résultent le plus ordinairement de l'ulcération même du produit morbide
dont la vascularisation semble être en raison directe
de la malignité. Ce sont les tumeurs qui, en définitive,
offrent les différences les plus saillantes : dans le cancer, marche ordinairement plus rapide, développement
considérable des vaisseaux dans la tumeur et à l'en-
tour, tendance fatale à l'ulcération, formation de
l'ulcère cancéreux ; dans la lymphadénie au contraire,
développement plus lent des tumeurs, qui rarement
s'ulcèrent à l'exception du mycosis, période rétrograde,
pouvant s'observer sur toutes les tumeurs spléniques,
ganglionnaires ou cutanées, alternance bien manifeste
entre les différentes phases de développement de ces
diverses lésions, tels sont les symptômes qui séparent
l'évolution de ces deux diathèses dont les points communs sont si nombreux. C'est donc dans la classe
déjà trop vaste des diathèses malignes, infectieuses,
à côté du cancer, que le clinicien placera la diathèse
lymphatique.

Demange.   5

PIÈCES JUSTIFICATIVES.

Observation I.

Adénie ou hypertrophie généralisée des ganglions lymphatiques et de la rate, cachexie sans leucémie ; mort. — Tumeurs lymphoïdes du poumon, des ovaires, de la muqueuse stomacale (1).

Par le Dr Hérard. (Résumé).

Jeune femme de 32 ans, ayant eu des accidents scrofuleux (gourme et ophthalmie) dans son enfance. En juin 1864, après de grandes fatigues, elle perd l'appétit ; en septembre, commence à tousser ; suppression des règles et perte des forces en février ; accès de fièvre irréguliers, sueurs nocturnes, amaigrissement progressif. A cette époque apparaissent des tumeurs ganglionnaires dans les aines, le cou, les aisselles ; œdème des jambes, d'abord intermittent, puis permanent ; les tumeurs ganglionnaires, après avoir diminué, disparu même en quelques points, deviennent permanentes. Teinte subictérique, douleurs le long du trajet des nerfs comprimés par les ganglions.

A son ertrée à l'hôpital, le 4 juin 1865, on constate un état cachectique caractérisé par une fièvre hectique, par de l'œdème des pieds et des jambes, par de la diarrhée. Le ventre a son volume normal, la rate descend jusque dans la fosse iliaque gauche ; le foie déborde les fausses côtes ; hypertrophie générale de tous les ganglions lymphatiques superficiels ; ils sont mobiles, non douloureux ; rien dans la poitrine. Ni sucre, ni albumine dans l'urine ; le sang ne renferme ni globules blancs, ni globulins en excès. Après quelques jours apparaissent de la dyspnée, des ecchymoses spontanées ou provoquées par la moindre pression ; épistaxis ; vomissements, diarrhée abondante, œdème et ascite de plus en plus marqués. Le 26 juin, gangrène de la gencive et des replis gingivo-buccaux. Mort dans le marasme le 4 juillet.

Autopsie. — Ganglions superficiels et profonds. surtout les mésentériques, formant des masses considérables ; la rate pèse

____

(1) Union médicale, 39 juillet 1865.

810 grammes; sa section présente un grand nombre de tumeurs
de la grosseur d'un grain de chènevis à celle d'une noisette; elles
sont-constituées, d'après l'examen de M. Cornil, par du tissu lymphatique. On constate une ulcération du duodénum et des points
ecchymotiques à sa surface. En même temps, un épaississement
notable de la muqueuse de la partie inférieure de l'intestin grêle,
due surtout à un épanchement sanguin dans les tuniques. Les
plaques de Peyer sont normales. « Les lésions de l'estomac, des
poumons, des ovaires, méritent une mention spéciale : sur la muqueuse stomacale, on aperçoit une vingtaine d'ulcérations saillantes, dont les plus petites ont le volume d'une lentille aplatie,
avec un petit point ulcéré au centre ; les plus grosses présentent
des bords proéminents et un point ulcéré; sur une d'entre elles
existe une eschare gangréneuse. Les poumons, légèrement congestionnés, offrent en plusieurs endroits, mais surtout au bord
tranchant inférieur, de petites masses dures dont la coupe est
identiques à celle des ganglions lymphatiques. Dans les ovaires,
il existe sous la tunique fibreuse de petites tumeurs analogues à
celles du poumon. Toutes ces lésions sont identiques dans leur
composition; M. Cornil les a trouvées au microscope, constituées
par les mêmes éléments que ceux de la rate et des ganglions hypertrophiés. »

OBSERVATION II.

Hypertrophie généralisée des ganglions lymphatiques ; ligature de
la veine jugulaire interne. Mort.—Productions lymphoïdes dans
la plèvre, le foie, la rate et le corps des vertèbres.

Par J. Castiaux, interne. Gaz. des hôp., 1872. (Résumé.)

Annette L...., âgé de 58 ans, cuisinière, entre le 14 novembre
1871 dans la salle Sainte-Rose, n° 6, service de M. Lannelongue.
Elle présente tous les signes extérieurs d'une constitution robuste
et n'accuse aucune maladie antérieure; pas d'antécédents scrofuleux. Les ganglions du cou ont commencé à s'hypertrophier depuis
quatre mois. Quand on examine de face, on constate un gonflement considérable du côté gauche du cou, commençant sous l'o-
reille et s'étendant jusqu'à la clavicule ; il est formé par les ganglions hypertrophiés, malades, sans adhérence à la peau, indolents.
Quelques-uns atteignent la grosseur d'un œuf de poule ; les ganglions axillaires sont aussi gonflés. Au côté droit du cou, on
trouve seulement quelques ganglions malades au-dessus de la clavicule; l'aisselle droite et les aines n'en renferment point. L'appétit est conservé ; la nuit, la malade avait des accès de dyspnée ;

on notait de la raucité de la voix et des fourmillements dans le
bras gauche. La dyspnée croissant par la déviation de la trachée
et la compression du larynx, M. Lannelongue entreprend l'extirpation aussi complète que possible de la masse ganglionnaire.
L'opération se fait sans trop de difficultés ; la malade fut sensi-
blement améliorée, quand, le neuvième jour, une hémorrhagie
secondaire causée par l'ulcération de la veine jugulaire interne
vint, malgré la ligature, déterminer la mort.

A l'autopsie, outre les tumeurs ganglionnaires, on constate des
tumeurs de la rate, du foie, et une altération spéciale du corps
des vertèbres. L'examen histologique de toutes ces pièces démontre que ces tumeurs sont toutes composées de tissu lymphatique,
reconnaissable à la présence du réticulum et des corpuscules
lymphatiques : « L'altération a débuté par le cou, les ganglions
se sont hypertrophiés les premiers, et l'altération a successivement envahi ceux du thorax, de l'abdomen, pour aller se reproduire auloin dans la rate, ls foie, la plèvre et même les os. »

OBSERVATION III.

Lymphadénome du cou, du foie et du corps thyroïde.
Par E. Bourdon. (Th. agrég. 1872, Bergeron.)

Mademoiselle A. S., âgée de 30 ans, lingère, entre à l'hôpital
Lariboisière, salle Sainte-Anne, n° 32, le 18 novembre 1871. Elle
a été réglée régulièrement à 19 ans, mais les époques étaient peu
abondantes. Elle a toujours eu une bonne santé pendant son enfance, elle n'a pas eu de fièvre éruptive.

Il y a trois ans, elle s'aperçut de la présence d'une petite glande
dure et mobile à la partie inférieure de la région sus-claviculaire
gauche. Cette tumeur est restée stationnaire jusqu'au siége ; mais.
à cette époque, la malade souffrit beaucoup du froid et de la mau-
vaise alimentation. Une autre petite glande, voisine de la première, apparut en ce moment. Depuis l'armistice, ces glandes ont
beaucoup grossi ; elles ne sont le siége d'aucune douleur, d'aucun
élancement. La malade a parfois des douleurs de tête et quelques
bourdonnements d'oreille ; il n'y a pas de gonflement de la face
ni du bras ; la déglutition se fait bien.

Au moment de son entrée, la malade jouit d'une assez bonne
santé. La tumeur du cou est grosse comme le poing ; elle est exactement située au-dessous de l'angle de la mâchoire et s'étend
depuis le côté gauche du larynx jusqu'au bord inférieur du
trapèze, en longeant l'apophyse mastoïde. Elle va depuis le lo-
bule de l'oreille jusqu'à deux travers de doigt au-dessus de la

clavicule, en laissant libre la partie inférieure et interne du creux
sus-claviculaire. La consistance est celle de l'hypertrophie ganglionnaire ; elle est rarement fluctuante ; elle est lobulée à contours arrondis. La peau est saine, non adhérente à la tumeur ; on
ne remarque à sa surface aucune dilatation veineuse. Les mouve-
ments de déglutition ne se transmettent pas à la tumeur. La malade n'a en ce moment ni bourdonnements d'oreille, ni maux de
tête ; la respiration est libre. Dans la gorge, la portion gauche du
voile du palais est rouge, ainsi que le pilier antérieur ; l'amygdale du même côté est rongée par une ulcération blafarde, à bords
minces ; sur la ligne médiane de la voûte palatine, on trouve une
ulcération superficielle, à bords sinueux, taillés à pic et à fond
grisâtre,

L'opération est pratiquée le 10 janvier. M. Verneuil fait une
incision verticale ; des veines nombreuses sont ouvertes, on en lie
les deux bouts ; il y a un vaisseau veineux d'assez gros calibre
qui est atteint. Il fallut sectionner transversalement le sterno-
mastoïdien ; au-dessous, la glande est très-adhérente aux parties
profondes ; en la retirant, elle se déchire et laisse écouler un liquide puriforme. Malgré tous les efforts faits pour énucléer la
tumeur avec les doigts, on ne peut l'enlever complètement ; on jette
un fil solide sur la base de la tumeur et on sectionne au-dessus.
Pendant l'opération, on constate que le corps thyroïde ne fait
pas partie de la tumeur.

Dans la journée suivante, hémorrhagie, ligatures diverses et
tamponnement au perchlorure. La nuit, nouvelle hémorrhagie
arrêtée encore par le perchlorure. Le lendemain, application de
glace ; la malade avale difficilement ; la plaie est anfractueuse,
avec des clapiers. Le 14, délire léger d'abord, puis intense. Mort
à cinq heures du matin.

Autopsie. — Au cou, dans le sterno-mastoïdien, se trouve une
masse volumineuse, s'étendant depuis la parotide gauche, qui est
saine, jusqu'au trapèze, auquel elle est très-adhérente. En de-
dans, l'œsophage, le larynx, la trachée, le corps thyroïde, ne sont
pas englobés dans la tumeur. La tumeur comprend, dans certains
points, des masses bien isolées dans une gangue de tissu conjonctif dense ; elles varient de la grosseur d'un pois à celle d'un
marron ; les unes dures, les autres ramollies. La jugulaire externe a été coupée, les deux bouts contiennent du pus ; la jugulaire interne, entourée par la tumeur, a été coupée et liée pendant
l'opération. La carotide primitive est adhérente à la partie interne de la tumeur, sa tunique externe est épaissie.

Le corps thyroïde a son volume normal, il est indépendant de la
tumeur ; le lobe gauche est plus dur et légèrement bosselé dans

ses deux tiers supérieurs; à ce niveau, le tissu ressemble à celui de certaines parties non suppurées de la tumeur ganglionnaire. La trachée est saine; sur les amygdales, le voile du palais on voit des traces d'ulcérations cicatrisées. Le foie est sain, sauf en deux points; au milieu de la face convexe du lobe droit, et au milieu du bord tranchant du lobe gauche on trouve deux petits îlots gros comme une lentille, circulaires, à bords festonnés, nettement découpés dans le tissu du foie, formées par un tissu blanc grisâtre.

Examen microscopique par L. Malassez.

Ganglions.—Il a la forme d'un petit œuf de pigeon; à la coupe, son tissu est homogène, de couleur blanc jaunâtre, légèrement rosé; par la pression, on fait sourdre un suc lactescent, qui, examiné au microscope, contient un grand nombre de cellules analogues aux cellules lymphatiques; cellules rondes, granuleuses, pour la plupart à un seul noyau, et mesurant de $0^m,009$ à $0,012$ On trouve un certain nombre de noyaux libres et une certaine quantité de granulations, soit libres, soit réunies en petites masses, le tout provenant d'éléments détruits. Sur des coupes minces, après durcissement dans l'acide picrique, on trouve un réticulum et des cellules incluses dans le réticulum, quelle que soit la partie de la tumeur examinée; les cellules sont semblables à celles du liquide lactescent. Le réticulum est très-mince, très-fragile, et présente des nœuds dont les uns sont fertiles, les autres stériles. De distance en distance, on voit des travées assez épaisses de tissu conjonctif, formant comme des loges dans l'intérieur desquelles se trouve le tissu adénoïde. A la périphérie, ces travées sont plus abondantes, les loges lymphatiques plus petites; enfin, tout à fait à la limite, on ne trouve plus que du tissu conjonctif disposé en faisceaux parallèles à la surface des ganglions et ne contenant que quelques cellules rares. En résumé, ce ganglion est atteint d'*hypertrophie hyperplasique.*

Tumeur du corps thyroïde. — Son tissu a le même aspect que celui du ganglion; le suc est moins abondant, sa structure est également semblable; réticulum et cellules lymphatiques; on ne retrouve en aucun point le tissu normal de la glande. Cette tumeur est donc un *lymphadénome.*

Tumeur du foie. — Son tissu est gris rosé, un peu jaunâtre, et tranche sur le brun du foie. La structure est encore la même que celle du corps thyroïde; c'est encore un *lymphadénome.*

Observation IV.

Lymphadénome de l'amygdale; leucocythémie; hypertrophie splénique et ganglionnaire (1)

Par M. le Dr Panas.

R... (Louis), âgé de 46 ans, entre à l'hôpital Saint-Louis le 8 octobre 1871 pour une tumeur volumineuse qu'il porte dans la gorge depuis trois mois environ. D'abord sensation de gêne dans la gorge, surtout pendant la déglutition; tuméfaction de la région parotidienne; tumeur de l'amygdale qui en trois mois obstrue l'isthme du gosier; écoulement continuel de salive par la bouche; amaigrissement rapide.

A l'entrée du malade à l'hôpital, on constate une décoloration complète des téguments; la moitié gauche du cou est le siége d'une tumeur énorme, multilobée, élastique. En certains points, la peau amincie est violacée et adhérente. L'amygdale gauche est remplacée par une masse considérable de tissu grisâtre, friable, ayant l'aspect de la substance grise du cerveau. Pas d'hémorrhagie, peu de diarrhée.

Le 11 janvier 1872 opération partielle pour soulager le malade dont la respiration est très-pénible. La tumeur ne résistant pas aux pinces est morcelée avec les doigts; les morceaux enlevés furent examinés au microscope par MM. Ranvier et Valtat; il s'agissait d'un *lymphadénome*. Ganglions inguinaux tuméfiés, indolents; il en est de même des ganglions lombaires. Dans l'aisselle gauche, un ganglion volumineux. La rate a doublé de volume. L'examen du sang montre la présence d'un nombre assez considérable de globules blancs. Mort le 12 mai.

Le microscope montre que la tumeur est composée d'un *tissu reticulé* dont les mailles sont remplies de cellules rondes embryonnaires. Le réticulum prend naissance sur les parois des capillaires qui renferment de nombreux leucocytes. Les cellules qui remplissent les mailles sont rondes, à un noyau, et mesurent de $0^{mm},008$ à $0,^{mm}009$.

Observation V.

Lymphadénome de l'intestin ayant débuté par l'appendice iléocæcal; généralisation aux séreuses et aux ganglions.

Par le Dr Picot (de Genève). (Inédite.)

Mathey (Charles), 22 ans, entre le 10 juin à l'hôpital des Ents-Malades, salle Saint-Jean, n° 32, service du Dr Labric.

(1) Gazette hebd., 1872, p. 684.

Il a commencé à maigrir depuis deux mois ; souffrant depuis trois semaines, il a seulement pris le lit il y a huit jours ; il s'est aperçu à ce moment que ses bourses enflaient. Son père, sa mère, ses frères et sœurs sont tous bien portants.

A son entrée, on constate une tumeur située dans la région iliaque droite, mate à la percussion, non mobile, paraissant adhérer à la paroi abdominale et indépendante du foie ; le ventre est distendu par des gaz ; les bourses œdématiées, les veines abdominales dilatées. Rien d'anormal au poumon, si ce n'est une respiration très-soufflante ; pas de signes de tubercules. Vomissements bilieux ; l'enfant n'a pas de fièvre, mais souffre beaucoup et ne dort pas. (Cataplasmes, onctions calmantes, huile de ricin, 15 gr.)

11 août. Pour remédier à la distension excessive de l'abdomen par des gaz, M. Labrie pratique une ponction abdominale avec un trocart très-fin ; il ne sort pas de gaz, mais un litre de liquide purulent ; l'enfant est soulagé ; la tumeur du flanc droit devient plus apparente. (Ext. d'op. 0,10 ; v. qq. 60 gr.)

Le 12. L'enfant est soulagé.

Le 13. Vomissements depuis la veille ; il s'écoule toujours du liquide par l'orifice de la ponction ; le soir, fièvre, pas de vomissements. Mort le 14.

Autopsie. — Tissu pris d'abord pour un cancer encéphaloïde développé autour du côlon ascendant et du cæcum, s'étendant à la valvule iléo-cæcale et infiltrant également la paroi abdominale. Pas de sang dans l'intestin. Les reins et le foie sont normaux, sauf une décoloration par place du foie.

Le tissu morbide reparait avec tous ses caractères dans le thorax, à la partie supérieure du diaphragme où il adhère aux poumons ; les ganglions bronchiques en sont infiltrés ; adhérences pleurales.

L'examen histologique a été fait par le Dr Rendu, et nousmêmes avons pu constater sur les préparations qu'il a bien voulu nous confier que la tumeur est un lymphadénome. En effet, on constate sur les coupes de la tumeur, après l'usage du pinceau, un réticulum fibrillaire parfaitement net, avec des nœuds, les uns fertiles, les autres stériles, et renfermant dans ses mailles des corpuscules lymphatiques ; en plusieurs points de la préparation on reconnait des fibres musculaires de l'intestin dissociées par des amas de globules blancs et des vaisseaux capillaires dont les parois servent de point d'appui au réticulum lymphatique. Les tumeurs secondaires du péritoine ont toutes présenté la même structure, à part les fibres musculaires qui n'existaient que sur les coupes intéressant la tunique musculaire de l'intestin.

OBSERVATION VI.

Lymphadénqme de l'appendice iléo-cæcal; généralisation dans les
ganglions mésentériques, le péritoine, les reins. — Cécité su-
bite. — Mort. — Autopsie.

Par le Dr Rendu. (Inédite.)

Grimm (Alphonse), 11 ans, entre à la salle Saint-Louis, n° 20,
service de M. Roger, le 15 avril 1872 ; c'est un enfant assez
maigre ; sa mère est morte probablement tuberculeuse : huit
frères et sœurs sont morts successivement sans qu'on ait de ren-
seignements sur leurs maladies.

Depuis une quinzaine de jours, cet enfant se plaint d'accidents
de tympanite abdominale ; il souffre du ventre ; il a maigri ; depuis la veille il a des vomissements bilieux. A son entrée, on
constate l'état suivant : visage amaigri, pommettes rouges et
saillantes ; pouls petits, assez fréquent (108). Ce qui frappe surtout, c'est le volume du ventre dont la forme est irrégulière ; il
existe une saillie très-notable au niveau de l'hypochondre gauche,
au-dessous du rebord des fausses côtes. On perçoit à ce niveau
une tumeur très-volumineuse de la grosseur du poing, assez facile
à circonscrire, peu douloureuse. Il n'y a pas de signes évidents
d'ascite, mais la sonorité et la matité se répartissent inégalement.

La respiration est assez fréquente, le murmure vésiculaire faible
à la base (foie refoulé dans le thorax) ; développement de la circulation collatérale au niveau de l'épigastre.

On diagnostique une péritonite tuberculeuse, siégeant surtout
au niveau de l'épiploon. (Glace, 3 sangsues sur la tumeur, onctions
d'onguent napolitain belladoné.)

Le 16. La tympanite a augmenté ; les anses intestinales font
relief ; la tumeur paraît plus diffuse ; elle se prolonge depuis la
rate jusqu'à l'ombilic.

Les jours suivants, augmentation de la tympanite ; on ne peut
plus sentir la tumeur ; dyspnée modérée. (Cataplasmes froids,
glace à l'intérieur.)

Le 22. Dypsnée ; râles fins à la base droite ; on diagnostique de
la congestion pulmonaire.

Le 24. Dans le milieu de la journée, sans cause connue, le malade devient subitement aveugle ; la cécité a été complète et ins-
tantanée, sans altération de l'intelligence, du mouvement ou de
la sensibilité ; l'enfant raconte qu'à ce moment il a été pris d'un
violent mal de tête.

25 mai. La cécité persiste ; matité complète à la base des deux
poumons ; l'apparition de ce double épanchement pleural fait

penser à une hydropisie intra-ventriculaire comme cause de la cécité. Les urines sont opaques et laiteuses ; le précipité se dissout à la chaleur et non à froid par l'acide nitrique ; il est formé évidemment d'urates

Le soir. tympanite excessive, ascite, dyspnée (44), fièvre P. 150).

Le 26. Le fond de l'œil, examiné par M. Galezowski, ne présente aucune altération ; il n'existe point de névrite, ni d'hémorrhagie rétinienne ; d'après lui, la lésion est centrale et siége dans le centre optique. Il croit à une hémorrhagie ou à un tubercule siégeant au niveau des tubercules quadrijumeaux ou des pédoncules cérébelleux supérieurs, au voisinage de l'olive cérébelleuse. L'enfant meurt dans la nuit avec des symptômes d'asphyxie.

Autopsie. — A l'ouverture de l'abdomen, il s'épanche une assez grande quantité de liquide séro-purulent. Les intestins sont recouverts par le grand épiploon qui parait rougeâtre, épaissi, chargé de granulations très-vasculaires ; elles sont disposées le long des gros vaisseaux, et constituent des franges épaisses, de véritables exsudats opaques ; le long des petits vaisseaux, c'est une infiltration de plus en plus fine, tout à fait analogue à la disposition de la graisse sur un épiploon adipeux. Le péritoine viscéral présente à peine quelques lésions ; il est simplement vascularisé au niveau des intestins, et n'offre pas d'exsudats purulents ou d'état poisseux. Au voisinage de l'appendice iléo-cæcal, il est intimement soudé à une tumeur qui a complètement envahi cet appendice, la fin de l'intestin grêle et le cæcum.

L'intestin, examiné dans toute sa longueur, montre, en général, une structure normale ; à l'extrémité de l'iléon il est induré et infiltré dans toute son épaisseur par le tissu de la tumeur ; il est même ulcéré sur sa face interne ; à la coupe, il est lardacé et transformé en tissu analogue à celui de la tumeur.

Celle-ci, qui formait la masse sentie pendant la vie, occupe toute l'épaisseur du mésentère, et probablement le paquet des ganglions mésentériques ; elle forme une masse volumineuse de la grosseur de plus de deux poings, d'une épaisseur dépassant 8 à 10 centimètres, parfaitement homogène. A la coupe, le tissu est lardacé, blanchâtre, à trame serrée, un peu plus dure que de l'encéphaloïde, mais offrant comme lui des points vascularisés avec hémorrhagies interstitielles. Cette masse se continue sans ligne de démarcation avec l'extrémité du cæcum et l'appendice iléo-cæcal, qui sont volumineux, turgides, et complètement changés de forme ; cette masse ne peut être tuberculeuse, attendu qu'elle donne beaucoup de sang à la coupe, bien que les granulations péritonéales puissent être facilement prises pour des tubercules ; elle donne peu de suc à la pression, ce qui fait douter de sa nature encéphaloïde.

Les autres viscères présentent une généralisation de la tumeur primitive ; on trouve des noyaux de même nature, blanchâtres, et disposés à la périphérie comme des infarctus dans les reins, au voisinage de la couche corticale.

Les poumons n'en contiennent pas, mais sur les plèvres on voit une foule de petits noyaux demi-transparents qui sur quelques points ont une structure identique ; la plèvre diaphragmatique surtout en est remplie ; les ganglions du médiastin sont complètement envahis et forment une grosse tumeur. Les vertèbres ne contiennnent aucun noyau de ce genre ; la rate ni le foie n'en présentent pas non plus.

L'origine de la cécité est restée absolument obscure ; on a vérifié par l'examen des rétines sous l'eau qu'il n'existait pas d'apoplexies rétiniennes ; d'autre part, les nerfs optiques, le chiasma, les bandelettes optiques, ne présentent rien dans leur coloration, ni dans leur consistance qui ne fût absolument normal ; les tubercules quadrijumeaux et les pédoncules cérébelleux supérieurs n'offraient pas non plus d'altération apparente. Tout l'encéphale est seulement notablement congestionné, sans que du reste on put découvrir de suffusion sanguine nulle part.

L'examen microscopique des éléments à l'état frais, obtenus par le râclage, démontre qu'ils sont formés par des éléments cellulaires, petits, sphériques, sans prolongements, quelques-uns nucléaires, la plupart granuleux. Après durcissement et lavage au pinceau, on met à nu un réticulum fibrillaire, à mailles fines, tout à fait analogue à celui du tissu lymphatique ; les mailles sont remplies d'éléments lymphatiques caractéristiques ; c'est donc un lymphadénome.

Les tumeurs du péritoine offrent la même structure ; il est dès lors probable que la cause de la cécité a été due à une rétinite leucémique, ou plutôt à une obstruction des vaisseaux rétiniens par des globules blancs ; l'examen du sang n'a pas été fait pendant la vie, mais il est à peu près certain que la leucocythémie a existé, car les vaisseaux que l'on trouve sur les préparations sont complètement remplis de globules blancs.

OBSERVATION VII:

Lymphadénome cutané. — Mycosis fongoïde.

Par M. Landouzy, interne.

(Comptes-rendus de la Société de biologie, décembre 1871, p. 184.)

M. Landouzy présente une tumeur de la peau sessile arrondie, saillante de 4 centimètres, large de 15 centimètres, violacée, de consistance élastique. Cette tumeur, exactement limitée à la peau, ne gagnant pas le tissu cellulaire, présente à la coupe, une coloration blanche et un suc analogue à celui que donnerait un carcinome ou un ganglion lymphatique.

Cette pièce provient d'un garçon de sept mois qui était, en octobre, amené à la consultation de l'Enfant-Jésus pour six petites tumeurs en tout semblables à celle qui fait le sujet de la présentation.

L'enfant gros et fort, d'apparence lymphatique, venait bien, s'élevait facilement, et n'avait jamais présenté, pas plus du reste que ses frères et sœurs, d'autres accidents cutanés que ces tubercules apparus dès la naissance.

L'enfant fut envoyé à Saint-Louis et vu par M. Bazin qui porta avec le diagnostic mycosis fongoïde, un pronostic défavorable. Dans les premiers jours de décembre, l'enfant était pris de convulsions et succombait le 13.

A l'autopsie faite avec M. Ranvier, on trouvait : Au niveau des scissures de Sylvius, surtout du côté gauche, un exsudat gris jaunâtre avec quelques granulations excessivement fines et d'un blanc mat ; les lésions de la broncho-pneumonie dans les lobes inférieurs droits ; au sommet du poumon droit, un noyau blanchâtre de consistance dure, noyau entouré de granulations très-fines. Les ganglions bronchiques gros, blancs et durs ; le cœur gauche un peu volumineux, les cavités cardiaques pleines de caillots noirs ; les plaques de Peyer saillantes, les follicules clos de l'Iléon et du gros intestin très-volumineux, les ganglions mésentériques tuméfiés ; le foie de volume normal, très-ferme ; l'estomac, la rate, les reins sains.

M. Malassez rend compte à la Société anatomique (octobre 1872) de l'examen des pièces provenant du malade de M. Laudouzy, et déclare que dans toutes il a trouvé les caractères du lymphadénome.

OBSERVATION VIII.

Mycosis fongoïde de la tête et de la face.

Par M. E. Demange, interne.

(Annales de dermatologie, 1874.)

Le nommé Leblanc (Charles), âgé de 69 ans, ouvrier fileur, a toujours eu une bonne santé : jamais il n'a eu de maladie grave ; pas de syphilis, ni de blennorrhagie. Marié à 22 ans, il a eu une fille qui a toujours été bien portante ; son père est mort de vieillesse à 85 ans, sa mère est morte aussi très-âgée ; pas d'antécé-

dents cancéreux dans sa famille. il a des frères et sœurs parfaitement bien portants. Toujours il a habité la campagne, jamais il
n'a souffert ni du froid ni de la misère ; pas d'alcoolisme, pas de
rhumatisme, de goutte ni de scrofule.

Au mois de juillet 1872, il s'est aperçu qui lui venait sur le
sommet de la tête deux petites tumeurs du cuir chevelu, assez
dures et non douloureuses ; rapidement elles ont atteint le volume
d'un œuf de pigeon, puis se sont ulcérées et il en est sorti du
sang et du pus· En même temps, il a remarqué que la peau du
front et le cuir chevelu devenaient violacés et se couvraient de
taches noires en certains points.

Vers la fin de septembre, tout d'un coup apparut un gonflement
qui occupa toute la face et le cuir chevelu ; le malade ne souffrait
pas, n'avait pas de fièvre et n'avait pas cessé de travailler ; quelques compresses émollientes avaient fait disparaitre cette tuméfaction au bout de cinq à six jours. Cependant les tumeurs du
sommet de la tête avaient continué à s'effacer ; d'autres plus petites, semblables aux premières, avaient apparu alentour, et la
peau du front devenait de plus en plus violacée. Voyant son mal
empirer, le malade entre, le 22 février 1873, à la salle Saint-Louis,
n° 46, service de M. Vidal.

A son entrée, nous constatons l'état suivant : la face est notablement tuméfiée, le gonflement occupe surtout le front, le cuir
chevelu, la joue droite ; un œdème considérable des paupières
empêche l'œil droit de se découvrir ; la peau est très sensible au
toucher, elle est dure, comme épaissie et adhérente aux parties
sous-jacentes ; sa coloration est rouge et violacée, lie de vin
par places, quelques taches ecchymotiques. Sur le cuir chevelu,
une tumeur molle et ulcérée, du volume d'une noisette, laisse
écouler un jus ichoreux ; autour d'elle quatre petites tumeurs, .
une plus grosse sur le front près de la racine des cheveux ; toutes
dures, non ulcérées : le cuir chevelu est aminci à leur niveau, les
cheveux ont disparu, la sensibilité y est conservée.

Le malade a perdu l'appétit depuis quelques jours ; il a un peu
de fièvre ; la langue est saburrale.

Bruit de souffle anémique au cœur ; respiration normale. Pas
de sucre ni d'albumine dans l'urine.

Le 25 février, le gonflement avait augmenté, surtout à droite ;
quelques phlyctènes apparaissent sur la joue, le malade y accuse
de grandes douleurs ; les veines de la face du côté droit sont le
siége de phlébites multiples qui ont déterminé des coagulations
veineuses facilement appréciables au toucher ; l'œdème palpébral
a augmenté ; néanmoins le globe oculaire reste sain, aucun trouble
cérébral.

Le 28, plusieurs points de la peau s'escharifient.

Le 3 mars, des eschares se détachent au niveau de la pommette et près de l'oreille ; en d'autres points la peau est complétement insensible.

Le 10, les lambeaux continuent à se détacher ; la moitié droite de la face n'est plus qu'une vaste plaie à fond grisâtre et sanieux laissant suinter un pus séreux, mal lié, parfois sanguinolent et répandant une odeur fétide que les désinfectants de toute sorte ont peine à masquer.

Néanmoins l'état général du malade est assez bon ; l'appétit revient un peu. On prescrit un régime tonique et 4 grammes d'iodure de potassium par jour.

Le traitement ioduré est continué pendant les mois de mars et d'avril ; il est bien supporté. Les tumeurs qui n'ont pas suppuré s'affaissent et diminuent très-manifestement de volume ; une des plus petites a presque complètement disparu ; la plus grosse s'est mise aussi à suppurer ; une ulcération s'est produite à son sommet, il en est sorti une matière puriforme, blanchâtre ; elle se vide peu à peu et la coque s'affaisse et tombe en putrilage comme celle d'un kyste sébacé en suppuration.

A la fin d'avril, la plaie a une tendance manifeste à se cicatriser ; des foyers isolés du tissu cicatriciel apparaissent sur quelques points et la réparation marche assez vite. Le tissu de nouvelle formation est constitué par une sorte de tissu caverneux dans lequel on trouve des canaux vasculaires récents qui semblent devoir suppléer les veines superficielles oblitérées. On ne constate aucun ganglion engorgé.

Cet état dure jusqu'à la fin de mai ; le traitement ioduré est continué pendant tout ce temps ; les tumeurs les plus anciennes qui n'ont pas suppuré, ont continué à diminuer, pendant que d'autres ont apparu en tout semblables aux premières.

A cette époque, sans que l'état général du malade se soit modifié en rien, sans qu'aucune affection intercurrente soit survenue, tout d'un coup la cicatrisation s'arrête, et en l'espace de huit jours toute la surface qui était réparée s'ulcère de nouveau ; la coloration lie de vin s'étend rapidement sur le côté gauche et le dos du nez ; la peau s'épaissit, s'indure et prend enfin tous les caractères qu'elle avait au début du côté opposé. Sur les limites inférieures de cette vaste plaque violacée on constate des hémorrhagies cutanées autour desquelles la peau prend successivement les diverses teintes qui entourent les ecchymoses.

Le 1er juillet, la joue gauche n'est pas encore ulcérée ; à droite. le masséter est dénudé ainsi que la région mastoïdienne. — L'état du malade s'affaiblit ; il perd ses forces et ne quitte plus le lit ;

la cachexie se déclare. Le cœur et les poumons n'offrent aucune altération ; pas de fièvre.

Le 8 juillet, la plaie a meilleur aspect, la cicatrisation recommence sur plusieurs points ; en d'autres les eschares continuent à se détacher.

Le 14, le pariétal est à nu en deux points.

Le 30, les foyers cicatriciels ont disparu ; les eschares en se détachant laissent béants les canaux veineux, qui donnent de petites hémorrhagies. — Légère anasarque ; pas d'albumine. — L'intelligence reste intacte ; les forces sont complètement perdues.

Le 13 août le malade s'épuise ; sa maigreur est extrème; fièvre légère.

Le 16 août, mort à 7 heures du soir.

Autopsie. — 36 heures après la mort.

Tète. — Le cuir chevelu, dans les parties non ulcérées, est très-aminci, adhérant à l'os dont on peut difficilement le séparer au niveau du pariétal droit, — toute la moitié droite est dépourvue de cheveux ; — une vaste ulcération recouvre les régions temporale et pariétale ; la table eyterne de l'os temporal est dénudée, en deux points, sur la largeur d'une pièce de vingt centimes environ ; l'os ne paraît pas malade ; simple état dépoli de sa surface ; sa consistance est conservée. — Une tumeur non ulcérée reste seule sur l'angle postérieur du pariétal droit, — c'est celle qui a été soumise à l'examen histologique.

Les méninges ne présentent rien de particulier ; les sinus de la dure-mère ne renferment pas de thromboses.

La face interne de la croûte crânienne n'offre aucune lésion ; les sillons destinés à loger l'artère méningée moyenne droite paraissent légèrement élargis.

Au cou, foyer purulent le long de la jugulaire interne droite, descendant jusqu'à la moitié du cou.

Cœur. — Légère trace d'endocardite chronique au niveau des sigmoïdes aortiques et de la mitrale.

Poumons. — Engoués à la base.

Foie. — Volume normal, graisseux.

Rate. — Volume normal ; légèrement diffluente.

Reins. — Congestionnés ; petit infarctus à la périphérie du rein droit.

Ganglions lymphatiques non hypertrophiés.

Examen histologique de la tumeur, fait au laboratoire du collége de France par M. Debove, qui a bien voulu nous remettre la note suivante :

« Au niveau de la tumeur les faisceaux du tissu conjonctif du derme sont dissociés par un grand nombre de globules blancs en certains points ces globules forment des masses de grandeur variable; en pratiquant des coupes fines et en chassant ces éléments avec le pinceau, on reconnait qu'ils sont supportés par un réticulum lymphatique.» (Voir fig. 2 et 3.)

OBSERVATION IX.

Lympho-sarcome de la cuisse, de la rate et des ganglions du cou (1).

Par M. Trélat.

Homme de 37 ans, grand, vigoureux, entré le 21 septembre 1871, dans le service de M. Trélat.

Il y a deux ans il s'aperçut de la présence de deux petites tumeurs à l'angle de la mâchoire inférieure.

A partir du 1er janvier 1871, ces tumeurs prirent un accroissement considérable; tout à fait indolentes; la déglutition fut entravée, mais la respiration s'effectua comme auparavant.

Le malade n'a eu aucune maladie récente, ni aiguë, ni chronique; pas de scrofule, aucune trace de syphilis. Une petite tumeur apparut à la partie supérieure de la cuisse droite quelque temps avant l'entrée du malade à l'hôpital.

M. Trélat enleva cette petite tumeur pour connaître sa nature : du volume d'une demi-noisette, *sous-cutanée*; son examen contribua singulièrement à établir le pronostic général. On fit l'examen du sang : *aucune trace de leucocythémie.*

La tumeur du cou semble complètement limitée aux ganglions lymphatiques sous-maxillaires : globuleuse, bosselée, peu mobile, du volume d'une tête de fœtus à terme; indolente, de consistance inégale. Etat général excellent; rien dans la poitrine ni dans l'abdomen.

Prenant en considération la bonne constitution du malade, l'absence de diathèse, l'âge relativement avancé au moment de l'apparition de la tumeur, le développement rapide de celle-ci, la composition normale du sang, M. Trélat diagnostiqua une hyperplasie ganglionnaire étrangère à la scrofule et se rapprochant des tumeurs malignes.

Opération le 6 octobre, le malade étant soumis au chloroforme; elle ne présenta pas de grandes difficultés. Le 20 octobre la plaie était cicatrisée, mais une petite tumeur ganglionnaire très-mobile se montre sur le sterno-mastoïdien, au voisinage de la plaie.

(1) Gaz. hebd., 1872, p. 365.

Cette tumeur augmentant rapidement de volume, M. Trélat fait l'opération le 19 novembre. Le malade mourut au début de cette opération et la mort fut attribuée au chloroforme par les uns, à l'introduction de l'air dans les veines par les autres.

Autopsie. — Outre les particularités relatives au système circulatoire, on nota les points suivants : la rate a doublé de volume ; sur son bord antérieur, deux tumeurs du volume d'un marron, facilement énucléables. Une section de l'organe fait découvrir deux autres tumeurs très-adhérentes au parenchyme splénique et ayant l'aspect de ganglions lymphatiques ramollis. Le mésentère est soulevé au voisinage de l'intestin grêle par deux amas ganglionnaires.

D'après l'examen microscopique fait par MM. Ranvier et Malassez, la tumeur du cou est un sarcome développé dans les ganglions lymphatiques, un sarcome ganglionnaire ou *lymphosarcome*. Les tumeurs secondaires sont complètement semblables à la tumeur primitive.

OBSERVATION X.

Tumeurs lymphadénoïdes de l'avant-bras gauche. — (Sarcome globo-cellulaire lymphadénoïde à grandes cellules, de Rindfleisch.)

(Présentée à la Société de chirurgie le 22 octobre 1873, par M. Guyon au nom de M. Heurtaux, de Nantes. Gaz. hebd., 1873, p. 708.

Une femme de 28 ans vint consulter M. Heurtaux de au mois de mars 1872 pour de petites tumeurs qu'elle portait à l'avant-bras gauche.

Aucun antécédent syphilitique ou scrofuleux. La malade raconte qu'elle avait au dos du poignet gauche, sur les limites de l'avant-bras, une tache pigmentaire de naissance qui, il y a dix-huit mois, devint le siège d'une production ressemblant à une verrue. Cette tumeur s'est graduellement accrue, s'est ulcérée, et a pris l'aspect d'un champignon ; un médecin coupa la tumeur au niveau de son pédicule. Depuis quatre mois ont paru au côté postérieur du même avant-bras des tumeurs au nombre de six ; *quelques tumeurs ont disparu sans laisser de traces pendant que d'autres se développaient.* Celles qui restent, au nombre de six, sont ovoïdes, à grand diamètre vertical et du volume d'une grosse olive ; la peau, adhérente aux tumeurs, est rougeâtre en certains points.

D'après le siége et la forme de ces tumeurs, M. Heurtaux les

Demange. 6

considère comme occupant les vaisseaux lymphatiques ; en explorant un peu plus haut le trajet des lymphatiques, on trouve au côté externe de l'avant-bras, vers son tiers supérieur et même au pli du coude, des nodosités très-petites qui semblent annoncer le développement de nouvelles tumeurs dans un point plus élevé du système lymphatique ; rien dans les ganglions.

Malgré l'usage de l'iodure de potassium, les tumeurs se multiplient ; les petites nodosités deviennent de nouvelles productions, tandis que certaines tumeurs fondent graduellement. Au mois de juillet 1872, on peut compter 25 tumeurs distinctes. Au tiers inférieur du bras, sur le trajet des vaisseaux huméraux, une tumeur plus grosse que les autres tend à l'ulcération ; au 1er novembre, elle a l'aspect d'un large champignon, donnant un suintement séreux d'odeur fétide ; douleurs excessives. La malade est très-amaigrie ; pouls faible et fréquent ; le 9 décembre, la grosse tumeur a 14 centimètres dans le sens vertical et 12 de largeur. La malade refuse l'amputation du bras. Mort le 25 janvier 1873.

A l'autopsie, rien dans les organes.

Le tissu des tumeurs est mou ; l'aspect de la surface coupée est tout à fait cérébriforme ; par le raclage, suc lactescent très-abondant.

Au microscope on voit que le suc renferme beaucoup de grandes cellules très-granuleuses, dont le diamètre varie entre $0,^{mm}010$ et $0,^{mm}020$ et même $0^{mm},040$; dans chaque cellule on trouve un ou deux noyaux volumineux pourvus d'un nucléole brillant.

L'étude de la trame prouve qu'il s'agissait ici de cette variété de tumeurs décrites sous le nom de sarcome lymphadénoïde ou de lymphadénome. On voit, en effet, une sorte de réticulum fibrillaire circonscrivant les cellules.

TABLE DES MATIÈRES.

	Page.
INTRODUCTION.	5
Du tissu lymphatique normal	9
Anatomie pathologique	15
Symptômes en général et formes diverses de la lymphadénie.	35
Discussion sur la nature de la lymphadénie.	46
Ses rapports avec les autres diathèses.	58
Pièces justificatives, observations	68

EXPLICATION DE LA PLANCHE.

Lymphadénie osseuse.

FIG. I. — Cette figure est extraite du *Bulletin de la Société anatom.* 1873 ; nous la devons à l'obligeance de M. Kelsch, qui nous a autorisé à la reproduire.

On voit sur la coupe les travées du tissu osseux normal (*a*) circonscrivant des cavités du tissu spongieux remplies de tissu lympathique de nouvelle formation (*b*) ; sur certains faits, la préparation, lavée au pinceau, laisse voir le réticulum lymphatique ; sur d'autres, les mailles du réticulum sont encore comblées par des corpuscules lymphatiques. — G. = $\frac{80}{1}$.

Lymphadénie cutanée.

FIG. II. — Cette figure a été dessinée d'après les préparations faites sur les tumeurs du cuir chevelu du malade qui a fait le sujet de notre observation (obs. VIII).

Les papilles du derme sont déformées (*b*), ont complètement disparu (*c*) par aplatissement ou atrophie ; l'épiderme est normal (*a*), le tissu conjonctif du derme (*d*) est dissocié par places ; à droite et à gauche de la figure, on voit un amas de tissu lymphatique de nouvelle formation ; le réticulum (*e*) est mis à nu dans presque toute la préparation ; les mailles ont en général une forme allongée, parallèlement à la surface de la peau ; plusieurs sont brisées ; dans quelques-unes on trouve encore des corpuscules lymphatiques ; sur d'autres points (*f*), il reste des amas de corpuscules lymphatiques non enlevés par le pinceau. — G = $\frac{100}{1}$.

FIG. III. — Un point du réticulum de la précédente préparation, montrant les anastomoses et les noyaux (*n*) des nœuds. — G = $\frac{290}{1}$.

Paris. A. PARENT, imprimeur de la Faculté de Médecine, rue M^r-le-Prince, 31.

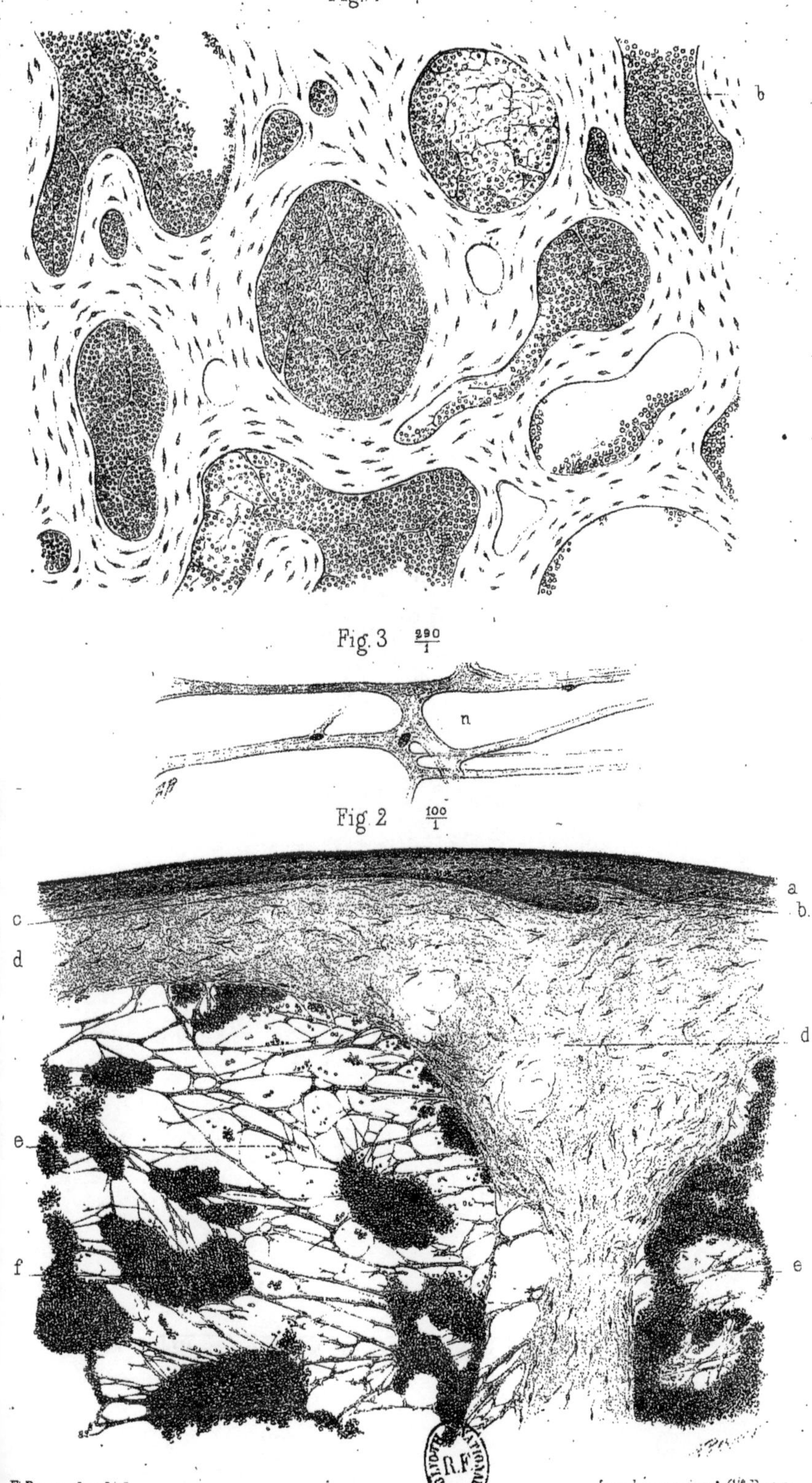

F. Renaudot lith

Imp Lemercier & Cie. Paris

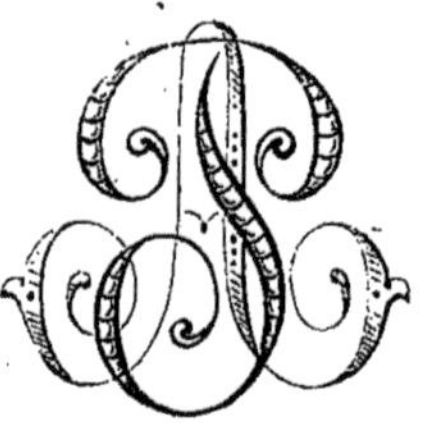

Paris. A. PARENT, imprimeur de la Faculté de Médecine, rue M.-le-Prince.